Shanam Kansil
Gurpreet Kaur
Neha Kalia

Factores de risco para a doença periodontal

Shanam Kansil
Gurpreet Kaur
Neha Kalia

Factores de risco para a doença periodontal

Uma visão geral

ScienciaScripts

Imprint
Any brand names and product names mentioned in this book are subject to trademark, brand or patent protection and are trademarks or registered trademarks of their respective holders. The use of brand names, product names, common names, trade names, product descriptions etc. even without a particular marking in this work is in no way to be construed to mean that such names may be regarded as unrestricted in respect of trademark and brand protection legislation and could thus be used by anyone.

Cover image: www.ingimage.com

This book is a translation from the original published under ISBN 978-620-2-06868-0.

Publisher:
Sciencia Scripts
is a trademark of
Dodo Books Indian Ocean Ltd. and OmniScriptum S.R.L publishing group

120 High Road, East Finchley, London, N2 9ED, United Kingdom
Str. Armeneasca 28/1, office 1, Chisinau MD-2012, Republic of Moldova, Europe
Printed at: see last page
ISBN: 978-620-8-21846-1

ÍNDICE

CAPÍTULO 1

INTRODUÇÃO

A periodontite é uma doença multifatorial, sendo a placa dentária microbiana o iniciador da doença periodontal. No entanto, a manifestação e a progressão da periodontite são influenciadas por uma grande variedade de *determinantes* e *factores,* incluindo caraterísticas do indivíduo, factores sociais e comportamentais, factores sistémicos, factores genéticos, factores ao nível dos dentes, composição microbiana da placa dentária e outros factores de risco emergentes. Com a grande variedade de factores que influenciam o desenvolvimento e a progressão da periodontite, compreender quais as *relações entre* estes vários factores e determinantes e o início e a progressão da doença periodontal pode ser assustador.[1]

Tradicionalmente, a identificação de possíveis *factores de risco* da doença periodontal humana provém de clínicos e investigadores que observaram que os indivíduos com doença partilham determinadas caraterísticas ou demonstraram associações com *factores ambientais* que eram diferentes das pessoas que não tinham doença. Além disso, *os factores de risco candidatos* surgiram como resultado de observações clínicas da destruição periodontal em indivíduos com outros estados de doença que ocorrem naturalmente ou "experiências da natureza" que alteram a resposta imunitária normal do hospedeiro.[2]

Ao longo dos anos, foram propostos numerosos factores de risco para as doenças periodontais. Tornou-se claro que, quando se verifica que uma doença tem múltiplos factores de risco (como é o caso da periodontite), o teste de *factores de risco individuais* pode ser inadequado ou inconclusivo, a menos que sejam consideradas associações interactivas entre estes elementos de risco.

Embora muitos factores de risco possam ser importantes no desenvolvimento da periodontite, é impossível distinguir completamente entre as contribuições de factores *internos* e *externos*.[12] Por conseguinte, foram propostas três hipóteses gerais para os possíveis mecanismos etiológicos que causam as doenças periodontais:

1) infeção de uma ou mais bactérias virulentas num hospedeiro normal (todos os indivíduos são igualmente susceptíveis);

2) deficiência (induzida ou inata) na resposta do hospedeiro à infeção bacteriana (todas as bactérias são igualmente virulentas); e

3) uma combinação das anteriores.

As doenças periodontais são de origem infecciosa, mas a extensão e a gravidade da doença dependem da interação entre o desafio patogénico e a resposta do hospedeiro. O estreito equilíbrio entre a homeostase periodontal e a doença depende de uma resposta qualitativa e quantitativamente adequada dos mecanismos de defesa do hospedeiro à infeção dos tecidos periodontais. Uma resposta inadequada ou excessiva do hospedeiro pode levar à destruição dos tecidos periodontais e esse resultado pode ser, em grande medida, específico de cada indivíduo.[2]

O conceito de que a taxa de progressão, a idade de início e a gravidade da doença periodontal num indivíduo são muitas vezes determinadas por factores de risco sistémicos no hospedeiro é um conceito recente, criado pela compreensão da epidemiologia da doença periodontal e do papel dos factores de risco. Os mecanismos envolvidos na iniciação e progressão da periodontite desenvolveram-se a partir de uma visão simplista dos micróbios que causam diretamente os sinais e sintomas clínicos da periodontite, através da compreensão da importância do sistema imunitário e da resposta inflamatória do hospedeiro, que descreve ainda mais a doença periodontal como uma doença multifatorial que também é influenciada por factores de risco genéticos e ambientais.

TERMINOLOGIA

RISCO?

O risco é definido como a probabilidade de um indivíduo desenvolver uma doença específica num determinado período. O risco de desenvolver a doença varia de indivíduo para indivíduo.

FACTOR DE RISCO[3]

Um fator de risco é qualquer caraterística, comportamento ou exposição que esteja associado a uma determinada doença. A relação não é necessariamente de natureza causal.

INDICADOR DE RISCO[3]

Indicador de risco é um termo utilizado para descrever um potencial fator de risco identificado como estando associado a uma doença a partir de estudos de controlo de casos ou de estudos transversais.

MARCADOR DE RISCO[3]

Um fator de risco que pode ser utilizado para prever o curso futuro de uma doença, tal como uma maior probabilidade de doença, é conhecido como um marcador de risco.

FACTOR DE RISCO[3]

Um fator de risco que não pode ser modificado é frequentemente designado por determinante.

FORÇA DA EVIDÊNCIA PARA OS FACTORES DE RISCO

A força da contribuição de cada relatório científico para o corpo de provas epidemiológicas é determinada não só pela qualidade da condução do estudo, mas é limitada pela sua conceção e métodos que determinam quais as conclusões sobre a casulidade que podem ser inferidas dos resultados. **Os factores de casualidade** *relevantes em questões de saúde humana podem ser definidos como:* "Os resultados dos estudos epidemiológicos permitem identificar potenciais factores de risco que, subsequentemente, produzem provas que elucidam a etiologia e os mecanismos através dos quais os factores de risco operam aos níveis molecular, celular e genético básicos. Se uma condição não preencher os critérios de casualidade, mas for frequentemente observada como estando associada ao resultado estudado, pode ainda ser considerada como um fator de risco que aumenta a suscetibilidade à infeção. *Um conceito importante é a medida em que qualquer fator de risco contribui para a periodontite, o que se designa* **por risco atribuível.**[4]

Os factores de risco funcionam para alterar a suscetibilidade ou resistência dos indivíduos à doença. Os factores de risco para a doença periodontal podem ser *sistémicos ou locais,* e os que são sistémicos incluem comportamentos, como o *tabagismo; condições médicas, como a diabetes mal controlada, possivelmente obesidade, stress, osteopenia e consumo alimentar inadequado de cálcio e vitamina D.* É razoável falar em "eliminar" ou modificar estes factores de risco como parte da gestão da doença periodontal. Outros factores de risco, como a raça ou factores genéticos, não podem ser alterados; no entanto, a identificação de pessoas em risco de resultados adversos por raça ou composição genética fornece um meio para direcionar as intervenções. Em conclusão, é imperativo que o clínico procure, para além da cavidade oral, factores que possam ser potencialmente recomendados para modificar, de modo a ajudar os seus pacientes a atingir o objetivo comum de prevenção ou gestão da doença periodontal - e, assim, possivelmente melhorar também a saúde geral.

CAPÍTULO 2

CLASSIFICAÇÃO DOS FACTORES DE RISCO

Host Risk Factors (Internal) [5]
Local • **Plaque retentive factors** • **Anatomic factors** • **Trauma**
Systemic • **Age** • **Race** • **Immunologic defects** • **Endocrine dysfunctions** • **Genetic** • **Disease states**
Environmental Risk Factors (External) • **Microorganisms** • **Diet/ Nutrition**

- **Stress (Physical, Psychological)**
- **Drugs (Pharmacologic, Alcohol, Smoking)**

CATEGORIES OF RISK ELEMENTS FOR PERIODONTAL DISEASE[3]

Risk Factors

- **Tobacco smoking**
- **Diabetes**
- **Pathogenic bacteria**
- **Microbial tooth deposits**

Risk Determinants/ Background Characteristics

- **Genetic factors**
- **Age**
- **Gender**
- **Socioeconomic status**
- **Stress**

Risk Indicators

- **HIV/ AIDS**
- **Osteoporosis**

• **Infrequent dental visits**
Risk Markers/ Predictors • **Previous history of periodontal disease** • **Bleeding on probing**

FACTORES ANATÓMICOS LOCAIS

A periodontite é iniciada e perpetuada por um pequeno grupo de bactérias predominantemente microaerófilas, anaeróbias e capnocitófilas que colonizam a área subgengival. Os antigénios, os factores de virulência e as bactérias invasoras constituem o desafio microbiano. A inflamação e a resposta imunitária montada pelo hospedeiro ao desafio microbiano resultam na produção de citocinas, eicosanóides e outros mediadores inflamatórios que perpetuam a resposta e medeiam a destruição do tecido conjuntivo e do osso. Todos estes eventos são influenciados por *modificadores da doença* que podem ser *locais ou sistémicos.*

Os factores etiológicos locais são definidos como factores que influenciam o estado de saúde periodontal localmente, mas não exercem qualquer efeito sistémico.[6]

As caraterísticas anatómicas e *morfológicas* inerentes aos dentes têm um impacto significativo na etiologia da doença periodontal local e no tratamento e prognóstico do dente ou dentes envolvidos, o que leva a alterações funcionais e estruturais na junção dento-gengival, aumentando a sua suscetibilidade ao desafio destrutivo dos agentes patogénicos periodontais, contribuindo assim para a natureza específica do local da doença periodontal. O conhecimento das potenciais variações anatómicas e a deteção precoce podem evitar qualquer perda futura de inserção.[7]

Os factores anatómicos locais podem ser discutidos nas seguintes rubricas:

A. Factores relacionados com os dentes

a) Posição do dente
b) Contactos abertos
c) Cristas marginais

B. Factores relacionados com o cimento

a) Lacerações cimentadas

C. Factores relacionados com a raiz

a) Área da superfície da raiz
b) Ranhuras de raiz
c) Comprimento do tronco da raiz
d) Furca
e) Cristas de bifurcação
f) Projecções do esmalte cervical
g) Pérolas de esmalte
h) Concavidades da raiz
i) Proximidade da raiz

Posição do dente

A posição ou inclinação dos dentes são os factores que predispõem o periodonto à acumulação de placa bacteriana e subsequente perda de inserção. Embora os estudos demonstrem que as áreas do periodonto adjacentes a dentes desalinhados podem ser mantidas num estado de saúde, em situações em que não se pratica uma higiene oral meticulosa, pode ocorrer doença periodontal. Há relatos contraditórios sobre o papel da má oclusão na etiologia da doença periodontal **(Blieden T M, 1999)** .[8]

Muitos estudos têm sugerido uma correlação entre a doença periodontal e a má oclusão. No entanto, outros estudos não conseguiram mostrar uma relação entre a doença periodontal e a má oclusão. A razão para os relatórios contraditórios é o facto de não existir um índice satisfatório para medir a má oclusão. Por isso, o consenso atual é que o apinhamento dos dentes é um dos factores mais importantes em relação à doença periodontal **(Buckley 1972)**[9] . Nos dentes adjacentes a uma zona edêntula, quando o dente migra ou inclina-se mesialmente, a superfície inclinada dos dentes pode tornar-se inacessível para a higiene oral realizada pelo próprio. Isso pode levar à perda de inserção e de osso nesses locais **(Silness et al, 1985)** .[10]

A maioria dos estudos sugere que existe uma forte correlação entre dentes posicionados facialmente à arcada dentária e defeitos de recessão. Por conseguinte, pode presumir-se que o desalinhamento, o traumatismo da escova dentária e o cálculo desempenham mais do que um papel casual na causa da recessão gengival **(Kornman et al 1993)** .[11]

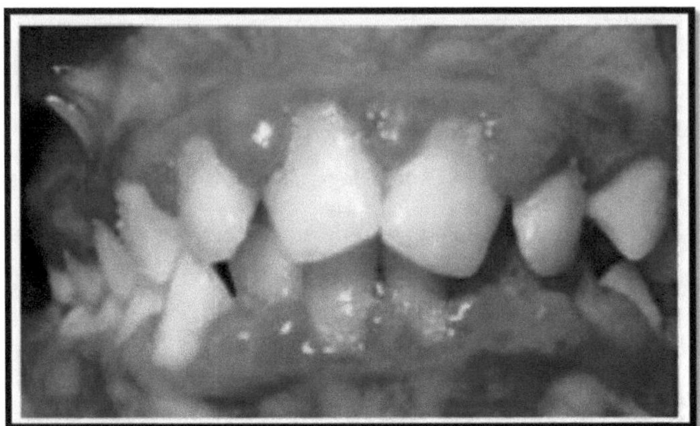

Fig 1: Paciente adulto jovem com dentes mal posicionados e hiperplasia gengival

Contactos abertos:

Várias investigações descobriram que os contactos abertos são um fator modificador da doença periodontal. Num estudo realizado por **Blieden et al (1999)**[8] , foi referido que a percentagem de papilas doentes nas áreas com fraco contacto proximal era consistentemente mais elevada do que a encontrada nas áreas de bom contacto. Da mesma forma, vários estudos relataram uma associação positiva entre contactos abertos e a presença de doença periodontal **(Jernberg et al 1983, Koral SM et al 1981)** -[12][13] . Enquanto outro estudo relatou que a importância dos contactos abertos na doença periodontal é muito mínima **(Geiger at al 1974)** .[14]

Cumes marginais:

As cristas marginais podem apresentar 3 tipos de variações

1) Altura irregular

2) Podem não se encontrar na zona de contacto devido a rotação ou mau posicionamento dos dentes.

3) Forma defeituosa da crista marginal e da comporta devido a restauro ou trituração.[15]

Kepic et al, em 1978, afirmaram que é importante que as cristas marginais adjacentes tenham a mesma altura.[16] Vários investigadores notaram que as cristas desiguais eram um fator predisponente significativo na doença periodontal; no entanto, as cristas marginais desiguais de dentes posteriores contíguos têm menos importância do que a presença e a extensão dos depósitos de placa e cálculo na determinação do estado de saúde periodontal **(Grant et al 1988)**[15] . Assim, concluiu-se que a discrepância das cristas marginais pode não ser um fator de risco significativo para o desenvolvimento de doença periodontal; no entanto, se uma discrepância das cristas marginais levar a um contacto aberto, pode haver danos no periodonto.

Rutura de cimento:

O fenómeno da rutura do cemento tem sido observado tanto no cemento não exposto como no exposto. A rutura ou fratura pode ocorrer como uma separação completa ao longo do bordo cemento-dentinário ou como uma divisão parcial dentro do cemento seguindo uma das suas linhas incrementais. O descolamento em

O cemento não exposto tem sido relacionado com trauma agudo de oclusão **(Haney JM et al 1992)**[17] . Os dentes extraídos com rasgadura de cemento foram examinados para determinar se a presença e a extensão da perda de ligação na superfície com este defeito diferem das do lado oposto e intacto da raiz. Os resultados revelaram uma perda de ligação significativamente maior nas superfícies de rasgadura cementária do que no local oposto intacto. O exame histológico indicou ainda que a separação entre a raiz e o fragmento ocorre muito provavelmente ao longo do limite cemento-dentinário **(Ishikawa et al 1996)** .[18]

O rasgão cimental pode ter o potencial de iniciar uma rutura periodontal asséptica, rápida e específica num ambiente não infetado. Uma separação completa do fragmento com sequestro subsequente pode provocar sintomas comparáveis aos da periodontite aguda.

Área de superfície da raiz:

A área da superfície radicular, um produto do comprimento e da circunferência das raízes, é um fator importante no tratamento dos dentes periodontalmente afectados. A área total da superfície radicular pode variar de 154 mm^2 para o incisivo central mandibular superior a 433 mm^2 para o 1º molar superior. A área da superfície radicular dos caninos é a segunda maior da dentição, superada apenas pela dos molares. Esta grande área de superfície radicular e a posição na arcada dentária anterior ou aos músculos da mastigação, tornam os caninos mecanicamente bem adaptados para suportar as forças de mastigação **(Gher et al 1980).[19]**

A área da superfície radicular é importante porque pequenas perdas de altura de inserção causadas por doença periodontal inflamatória ou ganhos de inserção após terapia periodontal afectam uma porção significativa do suporte total do dente. Foi efectuado um estudo para estudar as variações lineares da área de superfície radicular em incrementos de 1 mm desde a JCE até à área de furca e atingiu as dimensões máximas ao nível das separações radiculares; aproximadamente 38% da área de superfície radicular total localizada a 2 mm da separação radicular. A metade coronal do comprimento da raiz foi responsável por 60% da área total da superfície radicular. A presença de concavidades e outras convoluções radiculares observadas na área de furca também aumentam a área de superfície radicular na área de furca **(Gher et al 1975)** .[20]

Ranhuras de raiz:

Os sulcos radiculares são anomalias de desenvolvimento em que um desdobramento do epitélio interno do esmalte e da bainha epitelial radicular de Hertwigs (HERS) cria um sulco na superfície do dente[7] . Estas caraterísticas morfológicas comprometem o autocuidado do paciente, favorecem a acumulação de placa bacteriana, cálculo e restos de comida. Facilitam o crescimento da placa bacteriana e, posteriormente, proporcionam condições anaeróbias para a seleção e proliferação bacteriana. Causam inacessibilidade dos pacientes aos procedimentos de higiene oral de rotina e também complicam os procedimentos de restauração.

Foram descritos vários tipos de sulcos radiculares[19] '

i) Sulcos radiculares proximais

ii) Sulcos palatinos / linguais

iii) Ranhuras verticais cervicais labiais

i) Sulcos radiculares proximais-

Estas caraterísticas morfológicas ocorrem mais frequentemente nos dentes anteriores da mandíbula e nos pré-molares do maxilar. Estas concavidades são mais largas nos dentes maxilares do que nos mandibulares e são mais susceptíveis de serem expostas no início do processo destrutivo da doença. **Em** 1994, **Leknes N et al** efectuaram um estudo em dentes extraídos para determinar se a perda de ligação periodontal era significativamente diferente nas superfícies radiculares com e sem sulcos radiculares proximais. Para incisivos e pré-molares, foi demonstrada uma perda de ligação significativamente maior nas superfícies com sulcos do que nas superfícies sem sulcos. Para os pré-molares, a diferença na perda de ligação entre as superfícies com e sem ranhuras foi consistentemente mais elevada do que para os incisivos e não se observou uma diminuição do efeito da ranhura da raiz com o aumento da ligação. Estas diferenças entre os dois grupos estão presumivelmente relacionadas com a variação na morfologia dos sulcos radiculares. Enquanto os incisivos geralmente exibem um sulco raso em forma de "U" que às vezes desaparece apicalmente, os pré-molares tipicamente mostram um sulco mais em forma de "V" que persiste em direção à área apical. Assim, não só a presença de sulcos radiculares, mas também a sua morfologia influencia o progresso da doença periodontal .[23]

ii) Sulco palatoradicular / Sulco distolingual / Anamolia radicular do desenvolvimento / Sulco lingual radicular

Esses defeitos morfológicos estão associados aos incisivos centrais e/ou laterais superiores. Esses sulcos geralmente começam na fossa central, atravessam o cíngulo e se estendem apicalmente por várias distâncias e direções. A prevalência desta caraterística anatómica da raiz foi relatada como sendo de 0,5% numa base individual. A maioria dos sulcos palatogengivais (93,8%) é detectada em dentes incisivos laterais superiores e 58% se estendem por mais de 5mm apicalmente à JCE1. A ligação epitelial nesta área está normalmente doente, formando um caminho pronto para a entrada de endotoxina bacteriana e a formação de uma bolsa infra-óssea **(Hou GL et al, 1993)** .[24]

Um estudo de **Leknes et al.** relatou tentativas sem sucesso de tratar lesões periodontais associadas a sulcos radiculares proximais e sugeriu que a extração do dente envolvido é a escolha de tratamento[23] . Uma revisão da literatura efectuada por **Hou et al.** indicou que o prognóstico é mau ou sem esperança para sulcos mais profundos que terminam mais apicalmente na raiz. Foi sugerido que a destartarização meticulosa e o planeamento radicular, bem como as operações de retalho, com ou sem odontoplastia, podem manter a saúde periodontal em dentes com sulcos radiculares proximais em pacientes motivados que são capazes de manter um controlo eficaz da placa bacteriana .[24]

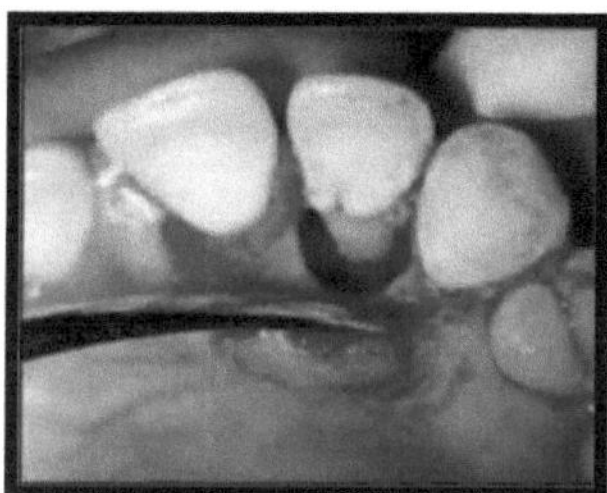

Fig 2: Incisivo lateral com sulco palatogengival

iii) Sulco vertical cervical labial (LCVG)-

Começa no esmalte cervical e estende-se até à superfície radicular e assemelha-se a um sulco, tendo também sido descrito como entalhe. Este sulco torna-se gradualmente mais profundo na direção apical e pode, ocasionalmente, percorrer toda a superfície da raiz. Assume-se que esta malformação é uma anomalia de desenvolvimento em que um desdobramento do órgão do esmalte e da bainha epitelial radicular de Hertwigs cria um sulco na superfície labial dos incisivos superiores permanentes **(Mass et al 2005) .**[21]

A presença de LCVG pode exacerbar algumas aberrações clínicas, tais como deficiência estética no contorno marginal gengival, acumulação de placa bacteriana e, consequentemente, bolsa gengival com perda óssea, bem como falhas no tratamento endodôntico e periodontal[21] . A maioria dos GVCL é ligeira e muitas vezes difícil de detetar. No entanto, os LCVGs graves resultam numa maior irregularidade gengival. Verificou-se que os LCVGs com grau de severidade moderado são 5 vezes mais susceptíveis de cobertura parcial da margem gengival e 6 vezes mais propensos a cobertura gengival irregular do que os LCVGs com grau de severidade ligeiro. Isto e o aumento da profundidade do sulco nos incisivos LCVG são predisposições adversas para sequelas periodontais, exigindo uma manutenção cuidadosa da higiene oral. Os sulcos radiculares aumentam significativamente a perda de inserção periodontal. Esses sulcos podem comprometer o autocuidado dos pacientes, reduzir o acesso do operador para uma raspagem subgengival adequada e comprometer o sucesso do tratamento periodontal; por conseguinte, deve ser dada atenção ao manuseamento dos sulcos radiculares na profilaxia e no tratamento da doença periodontal[21 ' .2324]

Comprimento do tronco da raiz:

O comprimento do tronco radicular é definido como a área do dente que se estende da JCE até a furca. Assim, a perda de inserção horizontal que leva à invasão da furca compromete o tronco radicular, resultando na perda de um terço do suporte periodontal total.[25] A importância do tronco radicular está relacionada tanto com o prognóstico como com o tratamento do dente. Um molar com um tronco radicular curto é mais vulnerável ao envolvimento de furca, mas tem um melhor prognóstico após o tratamento, uma vez que presumivelmente ocorreu menos destruição periodontal. Por outro lado, um molar envolvido em furca com um tronco radicular longo e raízes curtas pode não ser um candidato à ressecção radicular, uma vez que estes dentes perdem mais suporte periodontal com a invasão da furca.[22]

Furcação:

As áreas de furca representam um dos maiores desafios para o sucesso da terapia periodontal. A anatomia da furca favorece a retenção de depósitos bacterianos e dificulta o desbridamento periodontal, bem como os procedimentos de higiene oral.[22]

As bolsas periodontais nas áreas de furca dos dentes multirradiculares oferecem dificuldades particulares no que respeita ao desbridamento, devido à acessibilidade limitada através das entradas da furca, bem como à complexidade da anatomia da raiz. A progressão das lesões de periodontite destrutiva para a região de furca dos dentes multirradiculares é promovida, em grande medida, pela morfologia do complexo radicular com as suas estruturas macroscópicas e microscópicas.[26] Vários factores morfológicos relacionados com as furcações e as raízes contribuem para a etiologia e o prognóstico comprometido dos dentes envolvidos em furca. Estes factores incluem o comprimento do tronco da raiz, a largura da entrada da furca, a separação da raiz, a área da superfície da raiz, as concavidades da raiz, as projecções cervicais do esmalte, as cristas da bifurcação e as pérolas do esmalte .[27]

Projecções do esmalte cervical:

As projecções cervicais do esmalte são depósitos ectópicos de esmalte apicalmente ao nível da junção cemento-esmalte normal, que podem ter uma forma afunilada e estender-se às áreas de furca da raiz.[6] As projecções cervicais do esmalte são classificadas, utilizando a JCE como ponto de referência;

Grau I - Alteração curta mas distinta do contorno da JCE que se estende em direção à furca.

Grau II - As projecções cervicais do esmalte aproximam-se da furca sem se contraírem com ela.

Grau III - As projecções cervicais do esmalte estendem-se até à furca. **(Swan et al 1976).**[28]

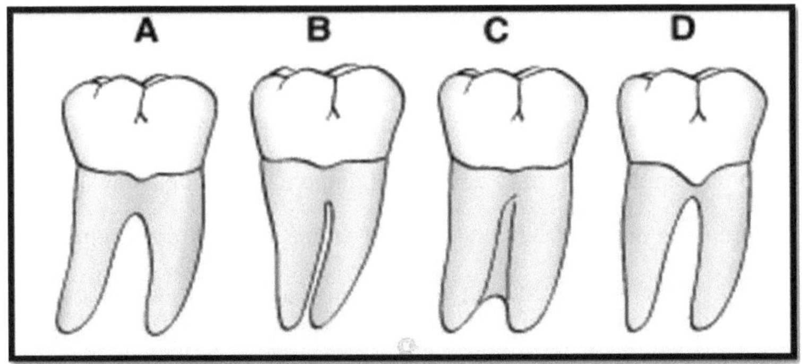

Fig. 3: Classificação das Projecções do Esmalte Cervical

Foi demonstrada uma forte associação entre a presença de projecções cervicais do esmalte e o envolvimento da furca, com base na avaliação transversal de dentes extraídos, em crânios humanos e em indivíduos humanos **(Swan et al 1976, Bissada et al 1973)** '[2829]. O exame de 5000 molares extraídos de indivíduos humanos mostrou uma correlação positiva entre a projeção do esmalte e o envolvimento da furca **(Shiloh et al 1979)** .[30]

Foi realizado um estudo clínico em que um total de 78 indivíduos com idades compreendidas entre os 21 e os 61 anos, com envolvimento de furca, foram examinados quanto à presença de projecções do esmalte cervical. Verificou-se que 67,9% dos 78 indivíduos tinham projecções cervicais do esmalte. A prevalência de projecções cervicais do esmalte em molares com e sem envolvimento de furca foi de 82,5% e 17,5%, respetivamente. A análise estatística revelou uma diferença significativa entre o envolvimento da furca periodontal e a presença de projecções cervicais do esmalte. Os envolvimentos de furca com projecções cervicais do esmalte foram associados a uma má higiene oral, medida pelo índice gengival e pelo índice de placa **(Leib et al 1967)** .[31]

Num relatório de consenso sobre questões relacionadas com os dentes, elaborado por **Blieden et al.**, resumiu-se que 15-25% dos molares mandibulares e 9-25% dos molares maxilares têm CEP e implicaram-nos na destruição periodontal na área da furca .[8]

Os CEP's estão provavelmente relacionados com a progressão mais rápida da formação de bolsas devido à sua anatomia e localização. A cobertura de esmalte do CEP impediria uma ligação de tecido conjuntivo orgânico; em vez disso, existe provavelmente uma ligação hemi-desmossómica na região do CEP, e esta parece ser menos resistente à quebra pela placa bacteriana. Uma vez que a quebra ocorre, a progressão rápida da doença torna-se mais provável porque a morfologia de projeção do esmalte cervical permite a retenção da placa microbiana. Para além disso, a inacessibilidade da região à limpeza e a sua proximidade à furca podem predispor a uma maior invasão da furca .[6]

Pérolas de esmalte:

As pérolas de esmalte são depósitos ectópicos de esmalte de grandes dimensões, de forma esferoide, que também podem estar localizados na furca ou noutras superfícies radiculares dos molares. Foi sugerido que as pérolas de esmalte podem ter as mesmas implicações clínicas que as projecções cervicais de esmalte no que diz respeito à possível predisposição para certos tipos de defeitos ósseos. Foi postulado que as fibras do ligamento periodontal poderiam não ter uma verdadeira ligação nas áreas de pérola de esmalte. A presença de pérolas de esmalte na superfície da raiz é mais significativa nos casos em que estão ligadas por projecções de cemento-esmalte ao esmalte cervical, em vez de estarem separadas da coroa por uma ligação epitelial e uma ampla zona de cemento e ligamento periodontal saudáveis. As pérolas de esmalte e as projecções cervicais de esmalte podem ocorrer nos mesmos dentes e, quando ocorrem, podem ser contíguas umas às outras .[8]

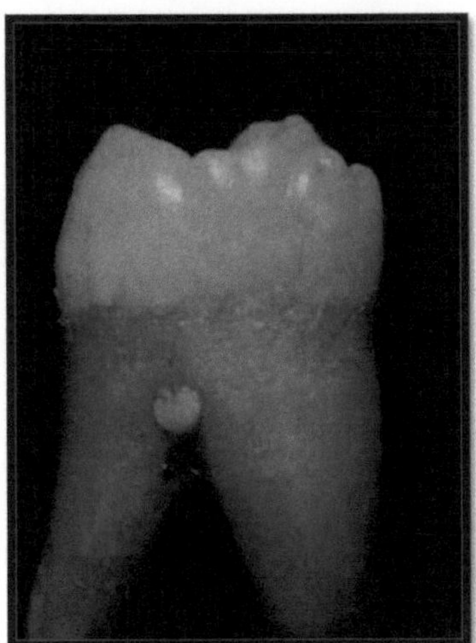

Fig 4: Pérola de esmalte

Concavidades da raiz:

As concavidades radiculares são uma caraterística importante da configuração radicular. As concavidades podem variar de caneluras rasas, como visto nas superfícies mesial e distal dos caninos, a sulcos profundos de desenvolvimento na superfície mesial dos primeiros pré-molares superiores. Essas concavidades aumentam a área de inserção e produzem uma forma de raiz que é resistente a forças de torção. Por outro lado, as concavidades podem atuar como factores predisponentes no processo da doença, proporcionando um refúgio seguro para a placa bacteriana e complicando os procedimentos de higiene oral. As concavidades, que se limitam principalmente às superfícies proximais, são geralmente inacessíveis para limpeza com procedimentos de higiene oral de rotina. Os dispositivos de limpeza interproximal, embora potencialmente mais eficazes do que a escovagem, são demorados

e apenas parcialmente bem sucedida na remoção da placa bacteriana. Este facto pode desencorajar a adesão a longo prazo dos pacientes à manutenção de uma higiene oral adequada **(Gher et al 1985)** .[19]

Bower RC et al 1985, concluíram que estas concavidades e divergências radiculares tornam improvável a obtenção de uma preparação radicular adequada através do planeamento radicular e é improvável que os dispositivos de limpeza rectos e rígidos (fio dental e pontas de madeira) removam toda a placa bacteriana.30 O cemento formado na concavidade, especialmente o cemento celular mais poroso, é suscetível de formar um reservatório de endotoxina na superfície radicular periodontalmente envolvida, tornando-a biologicamente inaceitável para a fixação ou aproximação dos tecidos moles. Estas superfícies côncavas dificultam tanto a remoção da placa bacteriana como vários procedimentos terapêuticos periodontais.[32]

Proximidade da raiz:

A proximidade das raízes dos dentes adjacentes é amplamente considerada como um fator de risco para o desenvolvimento da doença periodontal. A proximidade das raízes pode constituir um impedimento à remoção da placa bacteriana realizada pelo próprio ou por profissionais e, desta forma, levar a uma maior inflamação gengival. Uma vez que o volume de tecido conjuntivo e osso é reduzido em áreas onde as raízes dos dentes estão muito próximas, pensa-se que qualquer inflamação que ocorra nestes locais destruirá facilmente este tecido. No entanto, não existem provas científicas que sustentem esta afirmação. De facto, um estudo a longo prazo da proximidade das raízes após tratamento ortodôntico não mostrou qualquer predisposição para uma degradação periodontal mais rápida.

Leknes K N et al (1994)[23] realizaram um estudo retrospetivo para determinar se a perda de ligação periodontal era significativamente diferente para superfícies radiculares com e sem sulcos radiculares. Foram selecionados para o estudo 103 dentes extraídos, armazenados em formalina, com uma única raiz, que apresentavam perda de inserção e que tinham uma superfície radicular proximal não sulcada e outra sulcada. Após a coloração com azul de toluidina a 0,1% para visualizar os restos de ligamento periodontal aderidos, os dentes foram examinados num microscópio ótico sob luz incidente. Em cada dente, a perda de inserção foi medida ao longo do longo eixo da raiz, desde a junção cemento-esmalte até ao nível mais coronal dos restos do ligamento periodontal corados, tanto na superfície mesial como na distal. Do total de 103 dentes maxilares e mandibulares, 86 dentes foram atribuídos ao grupo dos incisivos e 17 ao grupo dos pré-molares. Com a exceção de 15 espécimes no grupo dos incisivos, a perda de inserção foi consistentemente maior nas superfícies radiculares sulcadas do que nas não sulcadas nos 103 dentes examinados. Para os incisivos, a maioria das ranhuras tinha uma morfologia em forma de U e a perda de inserção variou de 1,9 mm a 13,6 mm em superfícies não ranhuradas e de 3,2 mm a 15,3 mm em superfícies ranhuradas. A maior diferença entre os lados ranhurados e não ranhurados medida num incisivo individual foi de 12,4 mm e a perda mais extensa de ligação ocorreu em estreita relação com a parte mais profunda do sulco. No grupo dos pré-molares, observou-se uma morfologia de sulco mais em forma de V, a perda de ligação variou de 1,4 mm a 6,8 mm em superfícies não sulcadas e de 1,9 mm a 9,6 mm em superfícies sulcadas. A maior diferença entre os dois lados medida num pré-molar individual foi de 6,5 mm e a perda de ligação mais extensa estava relacionada com a parte mais profunda do sulco radicular. Os resultados para os incisivos, bem como para os pré-molares, demonstraram uma influência significativa da presença de sulcos radiculares na quantidade de perda de ligação periodontal. Existiu uma relação positiva significativa entre a localização do sulco e a profundidade de sondagem. Em conclusão, o estudo demonstrou que os sulcos radiculares aumentam significativamente a perda de ligação periodontal e que esses sulcos podem comprometer o autocuidado do paciente, reduzir o acesso do operador para uma raspagem subgengival adequada e comprometer um tratamento periodontal bem sucedido devido ao seu efeito promotor de placa bacteriana.

Leknes KN et al (1996)[33] , num estudo retrospetivo, examinaram dentes extraídos com rasgadura de cimento para determinar se a presença e a extensão da perda de inserção nas superfícies com este defeito diferiam das do lado oposto intacto da raiz. O material para o estudo foi recolhido entre 1983 e 1994 e consistia originalmente em 22 dentes (15 incisivos, 3 caninos e 4 pré-molares), dos quais 5 foram excluídos por não preencherem os critérios de inclusão da presença de laceração cementária na superfície vestibular ou numa das superfícies proximais da raiz. O fenómeno da laceração cementária foi detectado radiograficamente durante a cirurgia periodontal ou incidentalmente durante a inspeção de dentes extraídos. Entre os restantes 17 dentes, 8 eram vitais e 9 tinham sido tratados endodonticamente. 3 fracturas de cimento estavam localizadas nas superfícies mesiais, 7 nas superfícies distais e 7 nas superfícies vestibulares das raízes. 10 dentes com um historial conhecido foram extraídos de pacientes com idades compreendidas entre os 53 e os 79 anos devido a uma perda avançada de fixação na superfície cementária. Os dentes foram corados com azul de toluidina a 0,1% para visualizar os restos de ligamento periodontal aderidos e examinados num microscópio ótico sob luz incidente. Em cada dente, a perda de inserção foi medida ao longo do longo eixo da raiz, desde a junção cemento-esmalte até ao nível mais coronal do ligamento periodontal, tanto em superfícies intactas como em superfícies defeituosas. Os resultados mostraram que todos os 17 espécimes tinham uma perda de adesão consistentemente maior nas superfícies radiculares de rasgadura cementária do que nas superfícies opostas intactas. Histologicamente, o exame das secções em baixa ampliação revelou uma raiz de dente com um fragmento destacado no aspeto distal. Uma ampliação maior revelou que a divisão entre a raiz e o fragmento ocorreu ao longo da borda cemento-dentinária. Aparentemente, o fragmento de rasgo consistia em remanescentes do ligamento periodontal, incluindo fibras e células vitais do tecido conjuntivo, bem como o cemento dentário. A espessura do cemento destacado, medida numa das secções mais centrais, era de 512 p na porção média do fragmento. A dentina, medialmente à lacuna, também apresentava um aspeto normal, incluindo um número infinito de aberturas de túbulos dentinários. Um exame mais detalhado das superfícies opostas indicou que a laceração estava localizada dentro de uma camada fina e densamente corada ao longo da borda cemento-dentinária. Em conclusão, o presente estudo demonstrou que a lesão de cimento influenciou significativamente a perda de inserção e parece representar um fenómeno subdiagnosticado. Os resultados indicaram ainda que a fratura ocorreu mais provavelmente ao longo do bordo cemento-dentinário e que a lesão de cimento pode ter o potencial de iniciar uma rutura periodontal asséptica, rápida e específica do local, sendo a sua etiologia diferente da destruição iniciada pela placa bacteriana. Assim, a laceração cementária pode ser considerada como uma entidade etiológica separada.

Kim T et al (2008)[34] num estudo de coorte longitudinal avaliaram a associação entre a distância inter-radicular (IRD) e a progressão local da perda

óssea alveolar (ABL) e para determinar a função de resposta à dose desta associação. Foram identificados para o estudo 744 homens dentados que compareceram a pelo menos um exame de acompanhamento > 10 anos após o início do estudo, dos quais 473 indivíduos com 1069 espaços interproximais foram incluídos no estudo. Todas as avaliações e medições radiográficas foram efectuadas no início e no seguimento do estudo. O IRD (medido ao nível das JCE de dois dentes vizinhos que constituíam os limites do espaço interproximal), o nível ósseo alveolar (medido da JCE à crista alveolar) e o comprimento da raiz (medido como a distância da JCE à ponta da raiz) foram registados a partir de radiografias digitalizadas. A história de tabagismo dos indivíduos foi obtida através de questionários no início do estudo e foram classificados como nunca fumadores, ex-fumadores ou fumadores actuais. No exame clínico de seguimento foram avaliados a placa bacteriana (nenhuma, apenas interproximal, interproximal com continuação na vestibular ou lingual, ou todas as superfícies com 2/3 do dente) e o cálculo (nenhum, manchas descontínuas, banda não contínua em partes do dente ou banda contínua à volta do dente). Os resultados mostraram que a idade média no início do estudo era de 46 anos. O IRD variou de 0,3 a 2,4 mm. Foi encontrada uma associação inversa entre o IRD e a taxa de ABL. Em comparação com os locais com IRD >0,8 mm, os locais com IRD <0,6 mm tinham 28% mais probabilidades de perder >0,5 mm de osso e 56% mais probabilidades de perder >1 mm de osso durante 10 anos. Em média, os locais com IRD <0,6 mm tiveram 0,22 mm a mais de perda óssea durante 10 anos em comparação com os locais com IRD >0,8 mm. O ajuste para idade e tabagismo não atenuou as associações entre IRD e taxa de perda óssea e o ajuste adicional para placa e cálculo não resultou numa associação atenuada.
O estudo demonstrou uma associação inversa, não linear e dependente da dose

entre I RD e ABL. Assim, concluiu-se que a proximidade da raiz era um fator de risco local significativo para ABL em dentes anteriores mandibulares na presença de IRDs de 0,8 mm ou menos. Assim, a proximidade da raiz foi um fator de risco adicional para ABL que deve ser considerado no planeamento do tratamento periodontal.

Reyes E et al (2009)[35] realizaram um estudo transversal para determinar até que ponto existem associações entre contactos prematuros em relação cêntrica (PCCR) e lesões de abfracção e perda de inserção clínica. A perda de inserção clínica (aspeto facial), o PCCR e as abfracções foram determinados em 46 indivíduos. Os dentes com PCCR foram emparelhados com dentes contralaterais sem contactos prematuros e serviram de controlo. Os molares, pré-molares, caninos e incisivos foram emparelhados com os mesmos dentes do lado contralateral e, se o mesmo dente contralateral não pudesse ser utilizado, era utilizado um dente equivalente do mesmo tipo. Os resultados mostraram que, dos 46 indivíduos, 32 eram do sexo feminino, com uma faixa etária de 23 a 82 anos. Dos 46 indivíduos, dois (45 e 82 anos) não apresentavam PCCR. Os demais 44 indivíduos apresentavam dentes com e sem PCCR. A maioria dos contatos prematuros ocorreu nos pré-molares (49,1%), principalmente nos primeiros pré-molares, seguidos pelos primeiros e segundos molares e segundos pré-molares. A perda de inserção não foi um achado comum na amostra da imprensa. Dos 1174 dentes estudados, 80% apresentaram perda de inserção <2mm. A perda de inserção foi associada à idade, mas nem a perda de inserção nem a idade foram associadas ao número de PCCR. 23 dos 46 indivíduos não apresentavam abfracções e tinham uma perda de inserção de 0,70 mm. Os 23 indivíduos com abfracções tinham uma perda de inserção de 1,15 mm. As diferenças de idade e de perda de inserção entre estes dois grupos não foram significativas. Para os indivíduos que tinham abfracções, o número de abfracções por indivíduo foi de 5 e para estes dentes a perda de inserção foi de 2 mm e para os outros 23 indivíduos que não tinham abfracções tiveram uma perda de inserção de 0,95 mm. De todos os dentes com abfrações em ambas as arcadas, 45,6% eram pré-molares (primeiros pré-molares 29,6%), seguidos pelos caninos (16,8%). Havia apenas 7 indivíduos que apresentavam tanto POOR como abfracções. O nível de inserção foi semelhante nos dentes sem PCCR ou abfrações, nos dentes com apenas abfrações, nos dentes com apenas PCCR e nos dentes com abfrações e PCCR. O número de abfrações para dentes com e sem PCCR não foi correlacionado com a idade, mas os números de abfrações nos dois conjuntos de dentes foram correlacionados entre si. Assim, concluiu-se que, no mesmo paciente, os dentes com abfracções apresentavam mais perda de inserção do que os dentes sem abfracções, no entanto, não foram demonstradas associações entre

PCCR e presença de abfracções ou aumento da perda de fixação.

Referências

- AL-Shammari KF, Kazor CE, Wang HL.Anatomia da raiz do molar e tratamento de defeitos de furca. J Clin Periodontol 2001:28(8):730-40.
- Bissada NF, Abdelmalek RG. Incidência de projecções cervicais do esmalte e sua relação com o envolvimento da furca no crânio egípcio. J Periodontol 1973; 44(9) :583-5.
- Blieden T M. Questões relacionadas com os dentes. Ann periodontal 1999;4(1): 91-7
- Bower RC. Morfologia da furca em relação ao tratamento periodontal. Morfologia da superfície da raiz da furca. J Periodontol 1979; 50(7):366-74.
- Buckley LA. A relação entre má oclusão e doença periodontal. J Periodontol 1972; 43(7): 415-7.

- Geiger A M, Wasserman B H, Turgeon L R . Relação entre oclusão e doença periodontal. 8. - Relação do apinhamento e espaçamento com a destruição periodontal e inflamação gengival. J Periodontol 1974; 45(1):43- 49.
- Gher ME, Vernino AR. Morfologia da raiz - significado clínico na patogénese e tratamento da doença periodontal. J Am Dent Asoc 1980 ;101(4): 627-33.
- Gher MW Jr, Dunlap RW . Variação linear na área de superfície radicular do primeiro molar superior. J Periodontol 1985; 56(1): 39-43.
- Grant, Stern , Listgarten. Tratamento do traumatismo periodontal. Periodontia, sexta edição. C.V Mosby company 1988.
- Haney JM, Leknes KN, Lie T, Selvig KA, Wikesjo UM. Rutura cementária relacionada com a rápida degradação periodontal: Um relato de caso. J Periodontol 1992; 63(3):220-4.
- Hou GL, Chen YM, Tsai CC, Weisgold AS. Uma nova classificação do envolvimento da furca do molar com base no tronco da raiz e na perda óssea horizontal e vertical. Int J Periodontics Restorative Dent 1998; 18(3): 257- 65.
- Hou GL, Tsai CC. Relação entre os sulcos palato-radiculares e a periodontite localizada. J Periodontol 1993;20(9) :678-82.
- Ishikawa I, Oda S., Hayashi J., Arakawa S. Lacerações cementárias cervicais em pacientes idosos com Periodontite do adulto. Relato de casos. J Periodontol 1996; 67(1) : 15-20.
- Jernberg GR., Bakdash MB, Keenan KM. Relação entre contactos abertos proximais do dente e doença periodontal. J Periodontol 1983; 54(9): 529-33.
- Kepic TJ, O'Leary TJ. O papel da relação da crista marginal como fator etiológico na doença periodontal. J Periodontol 1978; 49(11): 570-5.

- Koral SM, Howell T.H, Jeffcoat MK. Perda óssea alveolar devido a contactos interproximais abertos na doença periodontal. J Periodontol 1981 ;52(8): 447-50.
- Kornman KS, Loe H. O papel dos factores locais na etiologia das doenças periodontais. Periodontol 2000 1993 2; 83-97
- Leib AM, Berdon JK. Envolvimentos de furca correlacionados com projecções de esmalte da junção cemento-esmalte. J Periodontol 1967; 38(4): 330-4.
- Leknes KN, Lie T, Selvig KA. Sulcos radiculares: Um fator de risco na perda de inserção periodontal. J Periodontol 1994;65(9):859-63.
- Leknes KN. A influência das caraterísticas anatómicas e iatrogénicas da superfície radicular na destruição bacteriana e periodontal: A Review. J periodontal 1997; 68(6) :507-516.
- Mass E, Aharoni K, Vardimon AD. Sulco labial-cervical-vertical nos incisivos permanentes superiores - prevalência, severidade e tecido mole afetado. Quintessence Int 2005 ;36(4) :281-6
- Matthews DC, Tabesh M. Deteção de factores localizados relacionados com os dentes que predispõem a infecções periodontais. Periodontol 2000; 2004;34:136-50
- Santana RB, Uzel MI, Gusman H, Gunaydin Y, Jones JA, Leone CW. Análise morfométrica da anatomia da furca de molares inferiores. J Periodontol 2004; 75(6): 824-9.
- Shiloh J, Kopezyk R. Variações no desenvolvimento da morfologia dentária e doença periodontal. J Am Dent Assoc 1979;99(4): 627-630.
- Silness J, Roynstrand T, Relação entre as condições de alinhamento dos dentes nos segmentos anteriores e a saúde dentária. J Clin Periodontol

1985; 12(4): 312-20.

- Svardstrom G, Wennstrom JL. Topografia de furca dos primeiros molares superiores e inferiores. J Clin Periodontol 1988; 15(5) :271-5.

- Swan RH, Hurt WC. As projecções cervicais do esmalte como fator etiológico no envolvimento da furca. J Am Dent Assoc 1976; 93(2):342-5.

CAPÍTULO 3

TABACO E SEUS PRODUTOS

ANTECEDENTES HISTÓRICOS

Cristóvão Colombo relatou uma oferta de estranhas folhas secas de um nativo de São Salvador. Diz-se que a palavra tabaco deriva da ilha de "Tobago", nas Antilhas. ***Frei Roman Paine,*** um monge que acompanhou Colombo na sua viagem de 2nd (1493), terá levado para Portugal uma provisão de tabaco e a prática de cheirar começou a espalhar-se. Na era medieval, na Europa, acreditava-se que o tabaco protegia e curava uma longa lista de doenças, incluindo dores de dentes. Assim, ganhou aceitação social e respeitabilidade.[36]

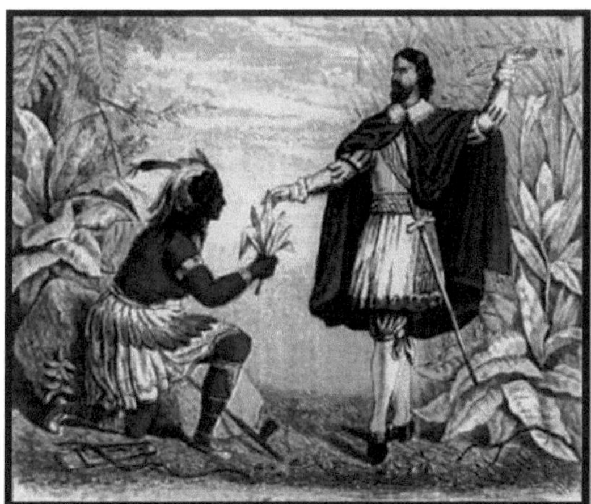

Fig 1: Cristóvão Colombo a receber a oferta de tabaco dos nativos americanos

A primeira plantação comercial de tabaco foi efectuada na Virgínia (EUA) em 1612. ***Pierre Lorillard*** estabeleceu a primeira fábrica de rapé na América num anúncio americano impresso. O tabaco é derivado da espécie de planta do género Nicotiana da família das batatas. ***Carl Linnaeus, em 1753,*** deu o nome de "Nicotiana" ao género da planta do tabaco, em homenagem ao embaixador francês em Portugal, ***Jean Nicot.***[36]

Em 1604, ***o rei Jaime I de Inglaterra*** emitiu a primeira condenação oficial do tabaco, "A Counterblast to Tobacco", na qual advertia os seus súbditos de que "o hábito de fumar tabaco é repugnante à vista, repulsivo ao olfato, perigoso para o cérebro e nocivo para os pulmões.[37]

Um dos primeiros relatórios médicos publicados sobre os efeitos do tabaco surgiu em 1859. Baseava-se num estudo de 68 pacientes de um hospital em Montpellier, França, que sofriam de cancro dos lábios, língua, amígdalas e outras partes da boca. Os autores observaram que todos os doentes consumiam tabaco e que 66 deles fumavam cachimbos de barro de haste curta, de forma típica, pelo que, em vez de abandonarem o tabaco, os fumadores mudaram para cachimbos de haste longa.[37]

Em janeiro de 1964, o U.S. Surgeon ***General Luther L. Terry*** publicou o relatório histórico sobre os riscos para a saúde do consumo de cigarros, com base numa análise de 1200 estudos. No ano seguinte, foi aprovada legislação federal que exigia que todas as embalagens de cigarros ostentassem rótulos de advertência sobre os perigos para a saúde. Em 1986, a exigência de rótulos de advertência foi alargada aos produtos do tabaco sem combustão.[37] O consumo de cigarros é o fator mais importante e modificável responsável pelos casos de cancro do pulmão, hipertensão e doenças cardiovasculares. Diversos

lesões orais malignas e pré-malignas têm sido associadas ao consumo de cigarros.[38]

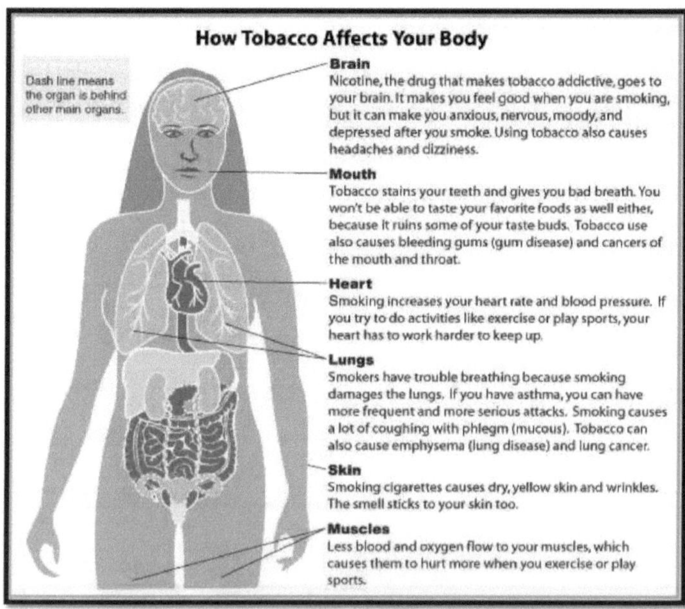

Fig 2: Várias manifestações do consumo de tabaco

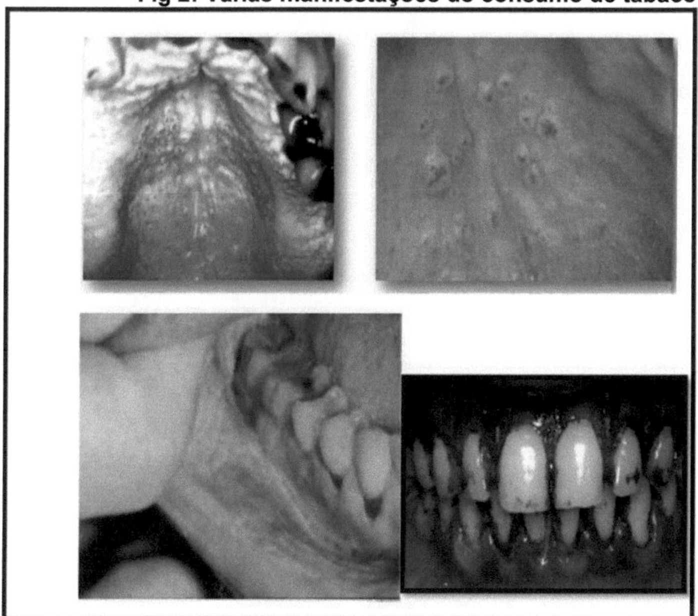

Fig. 3: Manifestações orais do tabaco

TIPOS DE PRODUTOS DO TABACO

Os produtos do tabaco podem geralmente ser divididos em dois tipos:

tabaco fumado e <u>tabaco sem combustão</u>.

SMOKED TOBACCO	SMOKELESS TOBACCO
Cigars	Chewing tobacco
Pipes	Dry snuff, Moist snuff
Cigarettes	Betel quid
Bidis	Guthka
Kreteks	Zarda
Shisha	Toombak
Hookah	Mishri

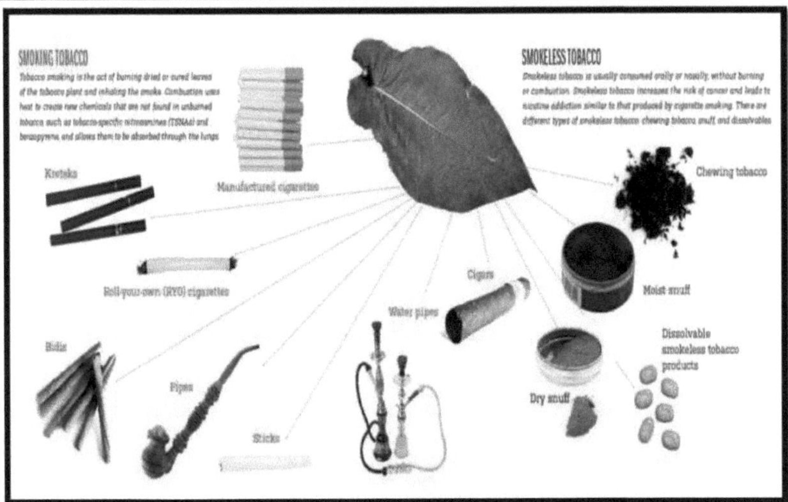

Fig 2: Vários tipos de produtos do tabaco

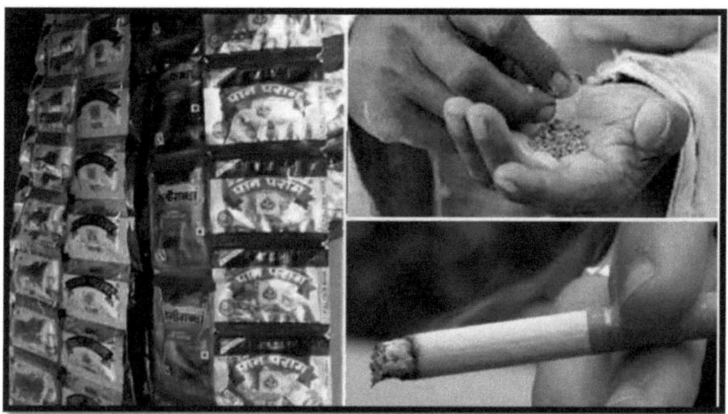

Fig 3: Produtos de tabaco disponíveis na Índia

CONSTITUINTES DO TABACO

Estima-se que o fumo do tabaco contenha mais de 4000 compostos, muitos dos quais são farmacologicamente activos, tóxicos, mutagénicos e cancerígenos. Existem 43 agentes cancerígenos conhecidos no fumo do tabaco. A NNN (N-nitrosonornicotina), um composto N-nitroso volátil, foi o primeiro carcinogéneo orgânico isolado do tabaco sem combustão.

O fumo do tabaco é constituído por uma fase particulada e uma fase gasosa.[39]

PARTICULATE PHASE	GASEOUS PHASE
Nicotine	Carbon monoxide
Tar (composed of ma chemicals)	Ammonia
Benzene	Dimethyl nitrosamine
Benzo (a)pyrene	Formaldehyde
	Hydrogen cyanide
	Acrolein

Apresentamos de seguida os constituintes do tabaco e os efeitos adversos causados por cada um deles:

1. **Nicotina: O** nome IUPAC da nicotina é 3-[(2S)-1-metilpirrolidin-2-y1]

piridina. A sua fórmula química é C10H14N2. A sua biodisponibilidade é de 20 a 45%, sendo metabolizada no fígado com uma semi-vida de 2 horas.[40] Estima-se que a dose letal média para um ser humano adulto se situe entre 30-60 miligramas (mg). A nicotina é o agente farmacológico do tabaco que causa dependência entre os fumadores e tem dois metabolitos farmacologicamente inactivos - cotinina e nicotina-N-óxido.[39] A cotinina tem uma semi-vida mais longa de 20 horas do que a nicotina e tem sido utilizada para estimar a ingestão de nicotina através da sua medição no plasma, urina ou saliva de fumadores de cigarros.[41] O efeito viciante da nicotina está ligado à sua capacidade de desencadear a libertação de dopamina - uma substância química no cérebro que está associada à sensação de prazer.[39] Foi encontrada uma correlação positiva entre os níveis séricos de cotinina e a gravidade da perda de aderência periodontal em fumadores de cigarros.[39] A cotinina foi identificada em amostras de saliva e gengiva

fluido crevicular de fumadores.[40]

2. Alcatrão: É um material particulado que se encontra no tabaco e que, na sua forma condensada, forma uma substância castanha pegajosa que forma manchas castanhas amareladas nos dedos, nos dentes e também nos tecidos pulmonares.[36]

3. Monóxido de carbono: A quantidade de oxigénio transportada **pelo** sangue pode ser gravemente reduzida em fumadores pesados devido aos efeitos do monóxido de carbono. Os níveis de oxigénio podem ser reduzidos até 15%. O monóxido de carbono também restringe o oxigénio disponível para o feto, contribuindo para o baixo peso à nascença dos bebés nascidos de mulheres fumadoras.[36]

4. **Óxido de azoto:** Actua como irritante e ciliotoxina.

5. **Cianeto de hidrogénio:** É um gás venenoso utilizado no fabrico de plásticos, corantes e pesticidas. Actua como um irritante.

6. Metais: Foram detectados trinta metais no fumo do tabaco, incluindo níquel, arsénio, cádmio, crómio e chumbo.[36]

7. **Compostos radioactivos**: Os compostos radioactivos encontrados em maior concentração no fumo do cigarro são o polónio-210 e o potássio-40. Os compostos radioactivos estão bem estabelecidos como agentes cancerígenos.[36]

CLASSIFICAÇÃO DOS FUMADORES

Os fumadores podem ser classificados da seguinte forma:

ACCORDING TO CDC (CENTERS FOR DISEASE CONTROL)

NEVER SMOKERS
Adults who have never smoked a cigarette or who smoked fewer than 100 cigarettes in their lifetime.

FORMER SMOKERS
Adults who have smoked at least 100 cigarettes in their lifetime, but say they currently do not smoke.

NON SMOKERS
Adults who currently do not smoke cigarettes, including both former smokers and never smokers.

CURRENT SMOKERS
Adults who have smoked 100 cigarettes in their lifetime and currently smoke cigarettes everyday (daily) or some days (non daily).

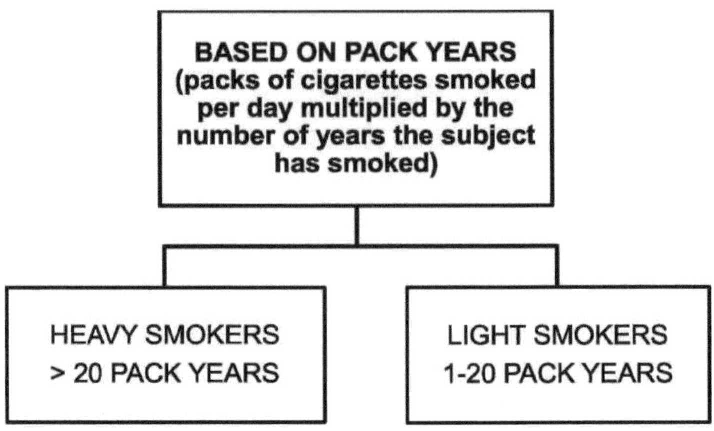

EFEITO DOS PRODUTOS DO TABACO NA ETIOPATOGÉNESE DA DOENÇA PERIODONTAL

O tabagismo tem um efeito crónico a longo prazo em muitos aspectos importantes das respostas fisiológicas, microbiológicas e imunológicas.

EFEITOS MICROBIOLÓGICOS

I. Efeito do tabagismo no desenvolvimento da placa bacteriana

Fumar provoca alterações nas condições do ambiente subgengival, diminuindo o potencial de oxidação-redução, o que leva a um aumento das bactérias anaeróbias da placa bacteriana.[42] Tem havido relatórios contraditórios relativamente ao efeito do tabaco na formação da placa bacteriana. As primeiras observações mostraram uma maior prevalência de placa dentária nos fumadores do que nos não fumadores, o que foi atribuído a uma maior acumulação de placa ***(Kristofferson 1970, Preber et al 1980)***[43] ***. Macgregor*** **(1984)** mediu a área de placa corada e a proporção da margem gengival em contacto com a placa em 64 fumadores e 64 não fumadores, em função do sexo e da idade. Em ambos os sexos, os fumadores tinham significativamente mais placa do que os não fumadores, e havia uma tendência para o aumento dos depósitos de placa com o aumento do consumo de cigarros.[44] ***Jenkins et al*** **(1997)** mostraram que o tabagismo era mais prevalente entre os grupos socioeconómicos mais baixos, que tendiam a ter maus hábitos de higiene oral, o que poderia ser a causa principal.[42]Fe/cfman ***(1985)***, no estudo das medidas periodontais, encontrou significativamente menos placa bacteriana nos fumadores do que nos não *fumadores*[42] ***Bergstrom e Eliasson*** **(1987)** também não encontraram qualquer diferença nas pontuações médias do Índice de Placa entre 285 músicos (31% fumadores e 69% não fumadores). ***Bergstrom e Preber (1986)*** estudaram a taxa de crescimento da placa bacteriana em 20 estudantes de medicina dentária, 10 dos quais eram fumadores e 10 não fumadores. Mais uma vez, não houve diferença quantitativa entre as taxas de crescimento da placa bacteriana em fumadores e não fumadores.[45]

II. Efeito do tabagismo na microflora oral e subgengival

O tabaco contém monóxido de carbono que reduz a saturação de oxigénio da hemoglobina na gengiva saudável. A tensão de oxigénio dentro das bolsas periodontais também é reduzida, favorecendo assim o crescimento de bactérias anaeróbias, mesmo em bolsas pouco profundas. Isto leva à criação de um habitat favorável para os agentes patogénicos periodontais, tais como Porphyromonas gingivalis, Aggregatibacter actinomycetemcomitans e Prevotella intermedia. **(Hanioka et al 2000).**[46] Vários estudos mostraram que não havia diferença na microflora oral entre fumadores e não fumadores; dados de outros estudos sugeriram que havia uma tendência para os fumadores albergarem um maior número de agentes patogénicos periodontais do que os não fumadores.

Preber et al (1992) recolheram amostras num único local com uma profundidade de sondagem de bolsa > 6 mm e compararam os resultados em 83 fumadores e 62 não fumadores relativamente à presença e proporção de Actinobacillus actinomycetemcomitans, Porphyromonas gingivalis e Prevotella intermedia. Os resultados não revelaram diferenças significativas entre os dois grupos estudados.[47] **Stoltenberg et al (1993)** utilizaram uma técnica de imunofluorescência para examinar 8 amostras por indivíduo para determinar a presença ou ausência de A. actinomycetemcomitans, Eikenella corrodens, F. nucleatum, Porphyromonas gingivalis e Prevotella intermedia, mas não foram registadas diferenças significativas entre 63 fumadores e 126 não fumadores.[48] **Bostrom et al (2001)** utilizaram a técnica de hibridação DNA-ADN em tabuleiro de controlo para a deteção da presença de várias espécies bacterianas em 33 fumadores e 31 não fumadores e não foi observada qualquer influência do tabagismo na ocorrência de qualquer espécie bacteriana.[49]

Zambon et al. forneceram provas de diferenças microbiológicas entre fumadores e não fumadores **em 1996.** Investigaram 1426 indivíduos, incluindo 798 fumadores actuais ou antigos e 628 não fumadores. Utilizaram a microscopia de imunofluorescência para identificar a presença de possíveis periodontopatógenos e os resultados mostraram uma maior prevalência de A.actinomycetemcomitans, Tanerella forsythensis e Prophyromonas gingivalis em fumadores actuais ou antigos.[50] **Umeda et al (1998) realizaram** um estudo sobre a presença de seis agentes patogénicos periodontais em 199 indivíduos e os resultados indicaram que os fumadores actuais tinham um risco acrescido de presença de Treponema denticola nas bolsas periodontais.[51]

Por conseguinte, os dados de vários estudos sugerem que os fumadores têm uma tendência para uma maior colonização por agentes patogénicos periodontais do que os não fumadores ou os ex-fumadores e, assim, esta colonização pode levar a uma maior destruição periodontal.

III. FORMAÇÃO DE CÁLCULOS

Sabe-se que fumar aumenta a taxa de fluxo salivar. Embora haja uma queda inicial na concentração de cálcio aquando da estimulação do fluxo salivar. Após alguns minutos de estimulação a uma taxa de fluxo constante, a concentração de cálcio aumenta; a proporção de saliva da glândula parótida aumenta, tendendo assim a aumentar a concentração média de cálcio na boca.[50]

O metabolismo dos hidratos de carbono pelos micróbios da placa bacteriana leva à formação de ácido, cuja acumulação pode levar à dissolução da superfície dentária subjacente. Por outro lado, o metabolismo de substratos azotados resulta na formação de bases e num nível de pH elevado, o que pode levar à deposição e acumulação de fosfato de cálcio sob a forma de cálculo na placa bacteriana. Foi demonstrado que níveis de pH mais elevados são encontrados não só em placas localizadas em regiões de maior fluxo de saliva, mas também em placas de indivíduos com maiores taxas de fluxo de saliva em repouso.[50]

EFEITOS DO TABAGISMO NOS TECIDOS PERIODONTAIS

1) Inflamação e hemorragia gengival:

Embora se saiba que fumar produz vasoconstrição, em alguns indivíduos esta é precedida de vasodilatação. O efeito produzido está provavelmente relacionado com o grau de inalação do fumo do tabaco e com a taxa de absorção da nicotina.

A nicotina estimula os gânglios simpáticos a produzir neurotransmissores, incluindo catecolaminas. Estas afectam os receptores alfa nos vasos sanguíneos, o que, por sua vez, causa vasoconstrição. A vasoconstrição dos vasos sanguíneos periféricos causada pelo tabaco também pode afetar o tecido periodontal, uma vez que os fumadores apresentam menos sinais evidentes de gengivite do que os não fumadores e os sinais clínicos de inflamação gengival, como vermelhidão, hemorragia e exsudação, não são tão evidentes nos fumadores.

Os primeiros estudos sobre a UANG reconheceram que muitos indivíduos afectados eram fumadores **(Pindborg 1947)**[52] e foi colocada a hipótese de a lesão necrótica poder ter sido causada pela vasoconstrição induzida pela nicotina e pelo stress **(Kardachi e Clarke 1974)**[53] . **Bergstrom et al (1983)** encontraram menos sangramento gengival nos fumadores do que nos não fumadores devido à vasoconstrição dos vasos gengivais, mas também pode ser atribuído a uma maior queratinização da gengiva nos fumadores.[54]

Noutro estudo realizado por **Meekin et al (2000)**[55] , os fumadores ligeiros responderam com um aumento significativo do fluxo sanguíneo, mas os fumadores pesados não mostraram qualquer resposta, indicando um elevado nível de tolerância. O aumento do fluxo sanguíneo para a gengiva após um episódio de consumo de tabaco em 13 consumidores casuais de tabaco foi confirmado por **Mavropoulos et al em 2003**[56] . **Morozumi et al (2004)** examinaram o fluxo sanguíneo por laser Doppler em 11 fumadores regulares periodontalmente saudáveis que tinham deixado de fumar com sucesso. Mostraram que o fluxo sanguíneo gengival tinha aumentado significativamente 3 dias após terem deixado de fumar e que ocorreram pequenos aumentos adicionais até às 4 e 8 semanas.[57]

2) **Efeito sobre o número e a densidade da vasculatura gengival:** Mirbod **et al (2001)** verificaram que existia uma elevada proporção de pequenos vasos em comparação com os grandes vasos nos fumadores do que nos não fumadores, mas não se verificou qualquer diferença na densidade da vasculatura.[58] **Rezavandi et al (2002)** sugeriram que a resposta inflamatória em fumadores com periodontite pode não ser acompanhada por um aumento equivalente da vascularização e que a redução da expressão endotelial de ICAM-1 poderia afetar a emigração de neutrófilos dos vasos.[59]

3) **Tensão de oxigénio nos tecidos gengivais:** O tabaco contém monóxido de carbono, que é detetável no hálito dos fumadores e pode ser utilizado para avaliar a adesão ao abandono do tabagismo. A saturação de oxigénio da hemoglobina é afetada e o oxigénio dos tecidos diminui de 65 ± 7 para 44 ± 3 mmHg [Jensen, *et al. Arch Surg, 1991].* **Hanioka et al (2000)** demonstraram que, na gengiva saudável, os fumadores apresentavam uma saturação de oxigénio mais baixa, determinada através da espetrofotometria de reflexão dos tecidos, enquanto que na presença de inflamação se verificava o inverso. Mostraram também que a tensão de oxigénio na bolsa era significativamente mais baixa nos fumadores do que nos não fumadores.[60]

4) **Efeito sobre o número e a densidade da vasculatura gengival:** Mirbod et al (2001) verificaram que existia uma elevada proporção de pequenos vasos em comparação com os grandes vasos nos fumadores do que nos não

fumadores, mas não se verificou qualquer diferença na densidade da vasculatura.[58] Rezavandi et al (2002) sugeriram que a resposta inflamatória em fumadores com periodontite pode não ser acompanhada por um aumento equivalente da vascularização e que a redução da expressão endotelial de ICAM-1 poderia afetar a emigração de neutrófilos dos vasos.[59]

Efeitos imunológicos

A) Efeito do tabaco nos neutrófilos

1) Fumar e a função dos neutrófilos: Os neutrófilos são a primeira linha de defesa contra a infeção bacteriana e os fumadores têm um número significativamente mais elevado de neutrófilos na circulação periférica, mas a sua função está comprometida. Os PMNs colhidos na gengiva de fumadores demonstraram ter uma capacidade fagocítica reduzida em comparação com os PMNs de não fumadores. Os neutrófilos expressam receptores funcionais para vários componentes e metabolitos do fumo do tabaco, como a nicotina e a cotinina. A nicotina inibe a produção de superóxido e de peróxido de hidrogénio pelos neutrófilos estimulados, o que pode inibir os mecanismos de destruição microbiana e, assim, prejudicar a capacidade do hospedeiro para combater a infeção periodontal.[60]

Corberand (1980) verificou que a mobilidade dos PMN era severamente deprimida por uma solução de concentrado de fumo de tabaco, embora a atividade fagocítica e a atividade bactericida não fossem afectadas. Além disso, os fumadores tinham contagens de PMN no sangue mais elevadas do que os não fumadores e a quimiotaxia dos PMN dos fumadores foi suprimida em relação aos não fumadores.[61]

Alani et al (1995) relataram níveis mais baixos de elastase salivar e neutrófilos em fumadores com periodontite em comparação com não fumadores com níveis semelhantes de doença periodontal.[62]

2) Proteases degradativas derivadas de neutrófilos: O tabagismo leva a um aumento significativo da carga circulante de elastase de neutrófilos e MMPs nos seres humanos. Foi também demonstrado que o tabagismo na pele humana diminui a taxa de síntese de tipos específicos de colagénio, aumentando a produção de enzimas de degradação do colagénio e diminuindo os níveis do principal inibidor endógeno das MMP, os inibidores tecidulares das MMP-I **(Knuutinen et al 2002).[42]**

Sabe-se que o fumo do tabaco e os seus componentes estimulam a libertação de enzimas elastase e MMPs dos neutrófilos, tanto in vivo como in vitro **(Seow et al 1994, Seagrave et al 2004)[63] [64]** que estão associadas à destruição da doença periodontal.

Seow et al, em 1994, examinaram os efeitos da nicotina na função dos neutrófilos em concentrações alcançáveis nos tecidos orais e os seus resultados mostraram um aumento da degranulação dos neutrófilos.[63] Por conseguinte, existe a possibilidade de o tabaco poder contribuir para a progressão da doença periodontal através da indução da libertação de proteases pelos neutrófilos dos tecidos periodontais.

3) Explosão respiratória dos neutrófilos: A explosão respiratória representa os processos combinados dependentes do oxigénio pelos quais os neutrófilos matam as células bacterianas fagocitadas através da geração de múltiplas espécies reactivas de oxigénio e de azoto. Uma explosão respiratória comprometida pode reduzir a capacidade dos neutrófilos para destruir as bactérias da placa bacteriana.[42] Vários estudos sugeriram que os constituintes do fumo do cigarro inibem a explosão respiratória dos neutrófilos **(Drost et al 1992, Pabst et al 1995, Sorensen et al 2004).**[65 66 67]

Nguyen et al (2001) demonstraram que a fase gasosa do fumo do cigarro pode levar à supressão da atividade da NADPH (Nicotineamide adenine dinucleotide phosphate reduced form) oxidase dos neutrófilos, mas não da mieloperoxidase.[68] No entanto, muitos estudos contraditórios demonstraram que os constituintes do tabaco exacerbam aspectos da explosão respiratória nos neutrófilos humanos. **Iho et al (2003)** sugeriram que a nicotina pode aumentar a produção de IL-8 pelos neutrófilos e aumentar a produção de espécies reactivas.[69] **Gillespie et al (1987)** mostraram um aumento da libertação de superóxido dos neutrófilos em ratos expostos ao fumo do cigarro ou à nicotina injectada.[70]

B) Efeito do tabagismo na função linfocitária

Os efeitos do tabagismo na função linfocitária e na produção de anticorpos são muito complexos, tendo o potencial de causar imunossupressão ou estimulação. A fase particulada do fumo do cigarro confere propriedades imunossupressoras e a exposição aguda ou crónica a hidrocarbonetos pode estimular ou inibir a resposta imunitária. A leucocitose observada nos fumadores resulta num aumento do número de linfócitos T e B circulantes.[71]

1) Linfócitos T: Os efeitos do tabaco na função e proliferação das células T são controversos. O número de células T CD4 pode ser reduzido, aumentado ou não sofrer alterações. Os fumadores sofrem de infecções respiratórias com mais frequência do que os não fumadores. **Loos et al (1992)** examinaram 112 adultos (76 doentes com periodontite e 36 indivíduos de controlo) e concluíram que a contagem total de leucócitos era mais elevada entre os fumadores pesados e era significativamente mais elevada em comparação com os não fumadores, independentemente do estado da doença periodontal.[72] **Hoffman (1979)** realizou estudos em animais com ratos e demonstrou que a exposição crónica à fase de vapor do fumo do cigarro não conduz a alterações significativas na resposta imunitária, concluindo assim que a fase de partículas do tabaco contribui para as propriedades imunossupressoras.[73]

2) Linfócitos B e imunoglobulinas: As células **B** reconhecem o antigénio depois de este se ligar aos locais de ligação da imunoglobulina no recetor de antigénio das células B. Para que as respostas imunitárias humorais sejam bem sucedidas, as células B necessitam de citocinas derivadas de células T auxiliares para proliferarem e se diferenciarem em plasmócitos (bem como para a mudança de classe de imunoglobulina).[71] **Sopori et al (1989)** verificaram que o número de células B é semelhante em fumadores e não fumadores e que existe uma diminuição da resposta proliferativa a activadores policlonais de células B e a antigénios, o que sugere que a função das células B está comprometida nos fumadores.[74]

Verificou-se que o fumo do tabaco afecta tanto a imunidade humoral como a imunidade mediada por células **(Sopori et al 1994, Sopori e Kozak 1998)**[75,76] . **Geng et al (1996)** demonstraram que a exposição crónica de ratos à nicotina inibia as respostas das células formadoras de anticorpos e que esta imunossupressão parecia ser o resultado de uma diminuição da sinalização das células T mediada por antigénios.[77]

Os efeitos do tabaco nas classes de IgA e IgM séricas têm apresentado resultados controversos, com alguns estudos a indicarem a supressão dos níveis de IgA e IgM **(Gulsvik e Fagerhol 1979)**[78] , enquanto outros estudos indicam que o tabaco não tem qualquer efeito em nenhuma das classes de anticorpos **(Andersen et al 1982, Mcsharry et al 1985)**[79,80]. O anticorpo IgE estava elevado nos fumadores **(Burrows et al 1981,1982).**

3) Células assassinas naturais (NK): As células **NK** são os componentes do sistema imunitário inato, que são células granulares grandes, semelhantes a linfócitos não T e não B, que constituem uma pequena proporção das células linfóides do sangue periférico. Ao contrário das células T e B, as células NK não têm receptores específicos para os antigénios, mas são capazes de reconhecer e matar células alvo revestidas com anticorpos. O mecanismo de ataque envolve a libertação de grânulos que contêm perforinas e granzimas.[42] Ferson et **al (1979)** e **Tollerud et al (1989)** relataram uma redução da atividade citolítica das células NK nos fumadores.[81,82] As células NK do líquido de lavagem alveolar brônquico (BALF) de fumadores mostraram uma atividade citotóxica reduzida em comparação com os não fumadores **(Takeuchi et al 1988).**[83] Os efeitos do tabagismo nas células NK são reversíveis e a atividade citolítica pode aumentar mesmo num curto período de um mês após a cessação do tabagismo **(Meliska et al 1995).**[84]

Tollerud et al (1989) verificaram que, em comparação com os fumadores caucasianos, os fumadores afro-americanos tinham um número de células NK semelhante ao dos indivíduos não fumadores.[82]

C) Citocinas e outros factores: Observa-se **um** nível mais elevado de TNF-a no FGC dos fumadores. **Bostrom et al (1999)** mostraram a presença de níveis elevados de TNF-a em fumadores, não tendo sido encontradas diferenças nos níveis de IL-6, que se encontravam frequentemente abaixo dos níveis de deteção do seu ELISA.[85] **Rawlinson et al (2003)** descobriram que os níveis de

IL-10 e IL-1 a eram significativamente mais baixos no FGC de locais doentes em fumadores do que em não fumadores.[86] Petropoulos **et al (2004)** mostraram que a concentração de IL-1 a no FGC de fumadores era aproximadamente metade da encontrada em não fumadores.[87] **Giannopoulou et al (2003)** demonstraram que níveis mais elevados de

de IL-8 e níveis mais baixos de IL-4 foram observados no GCF de fumadores.[88]

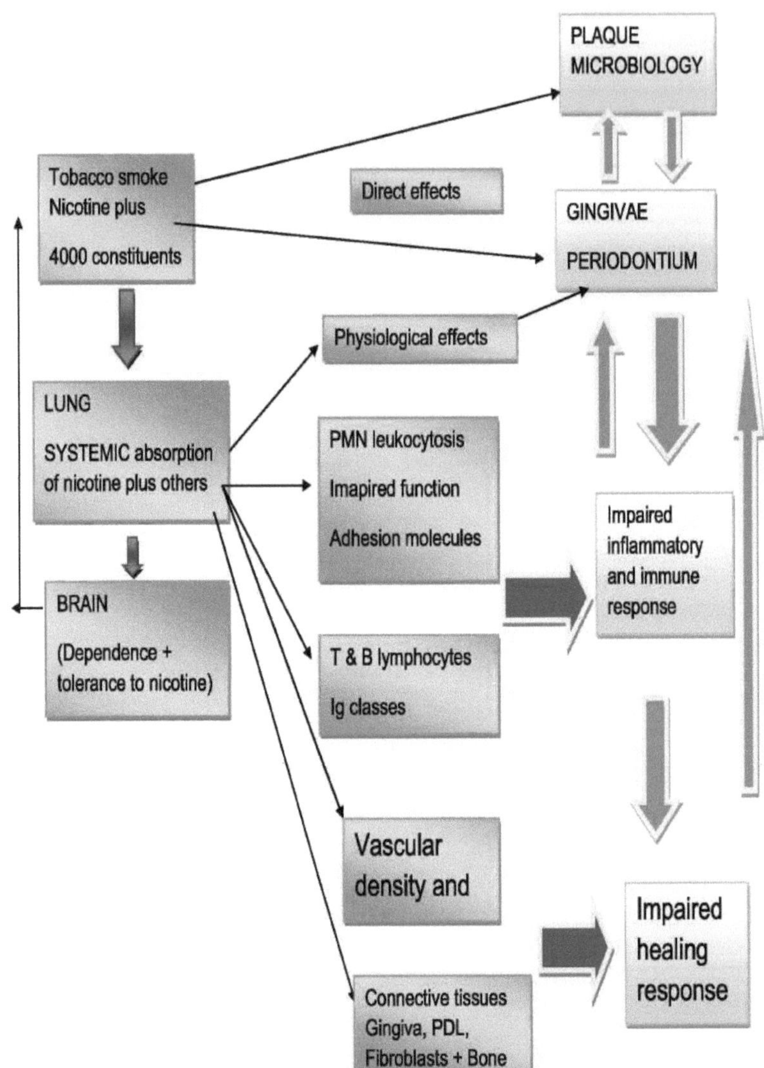

EFEITOS DO TABAGISMO NA RESPOSTA DO HOSPEDEIRO[89]

C) O tabagismo e a função dos fibroblastos

1) Fibroblastos gengivais: Os fibroblastos gengivais de fumadores podem ser menos susceptíveis aos efeitos citotóxicos de níveis elevados de nicotina, possivelmente devido ao desenvolvimento de tolerância. Foram observadas alterações celulares como perturbação da orientação celular, alterações do citoesqueleto, presença de grandes vacúolos e redução significativa da viabilidade celular, bem como perturbação dos microtúbulos, dos filamentos intermédios e da actina.[42]

2) Fibroblastos **PDL:** O crescimento, a fixação e a expressão de integrinas dos fibroblastos **PDL** são inibidos pela nicotina em concentrações elevadas (>1 mg/ml) **(James et al** 1999).[90] Verificou-se que a nicotina em concentrações elevadas (100 ng/ml a 25pg/ml) era citotóxica, uma vez que inibia a vacuolização e a proliferação de fibroblastos **(Giannopovlou et al 1999).[91] Gamal e Baymoy (2002)** examinaram a fixação de fibroblastos PDL nas superfícies radiculares e os resultados mostraram que a fixação das células era significativamente menor nas superfícies radiculares obtidas de fumadores pesados em comparação com não fumadores e indivíduos saudáveis.[92]

EFEITO SOBRE A GENGIVITE[3]

PERIODONTAL DISEASE	IMPACT OF SMOKING
GINGIVITIS	• Decreased gingival inflammation and bleeding on probing

EFEITO SOBRE A PERIODONTITE[3]

PERIODONTAL DISEASE	IMPACT OF SMOKING
PERIODONTITIS	• Vascular alterations • Altered neutrophil function • Decreased IgG production • Decreased lymphocyte proliferation • Increased prevalence of periodontopathogens • Altered fibroblast attachment and function • Difficulty in eliminating pathogens by mechanical therapy • Negative local effects on cytokine and growth factor production

EFEITOS DO TABAGISMO NA RESPOSTA À TERAPIA PERIODONTAL[38]

THERAPY	EFFECTS OF SMOKING
Non surgical	• Decreased clinical response to scaling and root planning • Decreased reduction in pocket depth • Decreased gain in clinical attachment levels • Decreased negative impact of smoking with increased level of plaque control
Surgery and Implants	• Decreased pocket depth reduction after surgery • Increased deterioration of furcations after surgery • Decreased gain in clinical attachment levels, decreased bone fill, increased recession, and increased membrane exposure after GTR • Decreased pocket depth reduction after DFDBA

	• Decreased pocket depth reduction and gain in clinical attachment levels after open flap debridement • Conflicting data on the impact of smoking on implant success • Smoking cessation should be recommended before implants
Maintenance	• Increased pocket depth during maintenance therapy • Decreased gain in clinical attachment levels
Recurrent (refractory) disease	• Decreased gain in clinical attachment levels • Increased recurrent/ refractory disease in smokers • Increased need for re treatment in smokers • Increased need for antibiotics in smokers to control the negative effects of periodontal infection on surgical outcomes • Increased tooth loss in smokers after surgical therapy

CESSAÇÃO DO TABAGISMO

A dependência da nicotina é classificada como uma dependência química pela Associação Americana de Psiquiatria no Manual de Diagnóstico e Estatística das Perturbações Mentais de 1994[93] A cessação do tabagismo é benéfica para os resultados do tratamento periodontal e para a saúde periodontal. A progressão da doença periodontal abranda nos indivíduos que deixam de fumar. A cessação do tabagismo restaura as respostas normais de cicatrização periodontal e microbiana: as respostas de cicatrização dos ex-fumadores tornam-se semelhantes às dos não fumadores.[94]

Papel dos profissionais de medicina dentária na cessação tabágica

Dar conselhos sobre a cessação do tabagismo

Há uma série de abordagens que podem ser utilizadas para dar conselhos individuais aos fumadores. Estas abordagens podem variar entre o "aconselhamento muito breve", em que se chama a atenção para o hábito do fumador, e o "aconselhamento breve", que inclui um programa de cinco etapas e é um aconselhamento mais pormenorizado, como o que é dado pelos serviços especializados na cessação do tabagismo.

Conselhos muito breves

O objetivo deste conselho era chamar a atenção para o hábito do fumador, sendo dado um conselho para deixar de fumar que não dura mais de 3 minutos. O principal efeito deste conselho seria motivar as tentativas de deixar de fumar, em vez de aumentar as taxas de cessação.[95]

Aconselhamento breve O aconselhamento breve para que o doente deixe de fumar pode durar cerca de 10 minutos.

Um programa de cinco etapas recomendado pela Agency for Health Care Research and Quality , que utiliza os cinco A's - [95]

1. Perguntar - Identificar o estado de consumo de tabaco dos doentes
2. Aconselhamento - Sobre a associação entre as doenças orais e o tabagismo e os benefícios de deixar de fumar.
3. Avaliar - O interesse e a disponibilidade dos doentes para participarem em programas de cessação tabágica
4. Ajudar - Utilizar a técnica adequada para ajudar o doente a deixar de fumar
5. Organizar - Contactos de acompanhamento com o doente

Modelo ABC da cessação tabágica

Um novo modelo simples - ABC - foi recentemente integrado nas diretrizes da Nova Zelândia para a cessação tabágica.

- Perguntar sobre o estatuto de fumador;
- Conselhos breves para deixar de fumar a todos os fumadores
- Apoio à cessação tabágica para as pessoas que desejam deixar de fumar.[95]

Intervenção breve

Devem ser dados conselhos para deixar de fumar que demorem entre 5 e

10 minutos a serem dados. Estes conselhos podem incluir uma ou mais das seguintes acções[95]

- Um simples conselho oportunista para parar.
- Uma avaliação do empenhamento do doente em deixar de fumar.
- Uma oferta de farmacoterapia e/ou apoio comportamental para deixar de fumar.
- Disponibilização de materiais de autoajuda e encaminhamento para actividades mais intensivas

apoio como o prestado pelo Serviço Nacional de Saúde. O encaminhamento pode incluir o próprio encaminhamento, se devidamente formado.

Farmacoterapias de primeira linha para deixar de fumar[93]

PHARMACOTHERAPY	DOSAGE	DURATION
Bupropion sustained release	150 mg every morning for 3 days, then 150 mg twice daily (begin treatment 1 to 2 weeks precessation)	7 to 12 weeks Maintenance upto 6 months
Nicotine gum	1 to 24 cigs/day-	Up to 12 weeks

	2mg gum (up to 24 pieces/day) 25+ cigs/day-4mg gum (up to 24 pieces/day)	
Nicotine inhaler	6 to cartridges/day	Up to 6 months
Nicotine patch	22mg/24 hours 14mg/24 hours 7 mg/24 hours 15mg/16 hours	4 weeks Then 2 weeks Then 2 weeks 8 weeks
Nicotine lozenge	2 mg lozenge 1st cigarette is 30 min. or more after waiting) 4 mg lozenge (if 1st cigarette is 30 min. or less after waking) No more than 20 lozenges per day	Weeks 1 to 6: 1 lozenge every 1 to 2 hours Weeks 7 to 9: 1 lozenge every 2 to 4 hours Weeks 10 to 12: 1 lozenge every 4 to 8 hours

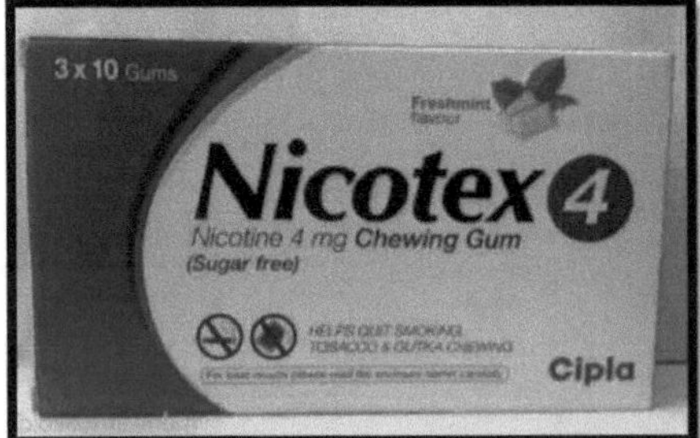

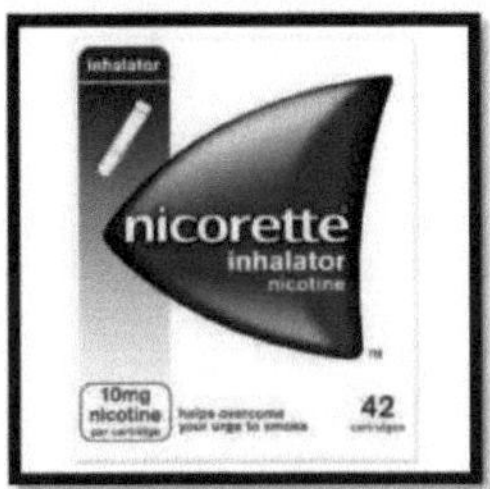

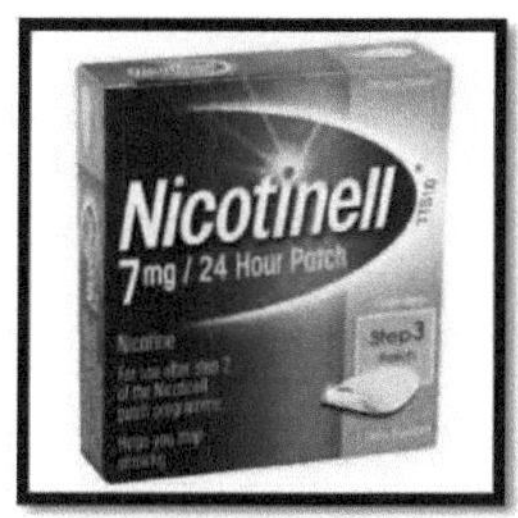

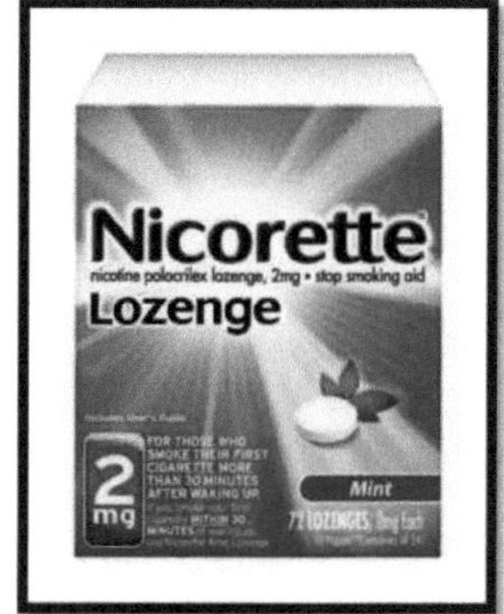

CONCLUSÃO

A era dos anos 80 e 90 trouxe um conjunto esmagador de provas que comprovam inequivocamente que o consumo de tabaco tem um efeito negativo profundo na gravidade, prevalência, incidência e progressão da doença periodontal. O tabaco tem efeitos sistémicos generalizados, muitos dos quais podem fornecer mecanismos para o aumento da suscetibilidade à periodontite e para uma pior resposta ao tratamento. Como fator ambiental, o tabaco interage com o hospedeiro e com o desafio bacteriano. A interação entre o hospedeiro e o ambiente é da maior importância. À medida que aumenta o conhecimento sobre a suscetibilidade genética à periodontite, haverá mais oportunidades para explorar esta relação com o consumo de tabaco. É bem possível que muitos dos mecanismos patogénicos envolvidos na degradação dos tecidos na periodontite em utilizadores de tabaco possam ser bastante diferentes dos não utilizadores.

REVISÃO DA LITERATURA

Bergstrom J (1989)[96] realizou um estudo de controlo de casos para determinar se o consumo de cigarros era um fator de risco para a doença periodontal. Os pacientes admitidos na Faculdade de Medicina Dentária de Estocolmo para tratamento da doença periodontal crónica durante os anos 1980-

82 foram investigados retrospetivamente relativamente aos seus hábitos tabágicos. Foram selecionados para o estudo pacientes com 30, 40 e 50 anos de idade na altura da admissão, formando assim três coortes específicas por idade e, dentro das coortes, os pacientes foram atribuídos a um grupo de fumadores ou não fumadores. Todos eram fumadores de cigarros e o consumo médio para a amostra total foi de 15,3 cigarros/dia. Uma amostra aleatória da população de Estocolmo para os anos 1976-81 serviu como material de referência sobre os hábitos tabágicos. Os dados clínicos recolhidos representavam os registos do exame inicial do paciente e incluíam registos da profundidade de sondagem, inflamação gengival e condição de higiene oral. Os resultados do estudo mostraram que a taxa de ocorrência de fumadores no total da amostra foi de 56%. Dentro do limite do quartil superior (25% dos casos mais graves), a representação dos fumadores foi de 80%, 92% e 58%, respetivamente, para as coortes de 30, 40 e 50 anos, e 76% para a amostra total. Além disso, o número de locais doentes e a proporção de dentes com envolvimento periodontal estavam significativamente aumentados nos fumadores em comparação com os não fumadores, enquanto o número de dentes não estava relacionado com os hábitos tabágicos e o rácio entre o número de locais doentes e o número de dentes remanescentes estava aumentado nos fumadores em relação aos não fumadores. O índice gengival (média de 1,1) e o índice global de placa bacteriana (1,1 e 1,0 em fumadores e não fumadores, respetivamente) foram considerados estatisticamente insignificantes para a amostra total ou para

as coortes específicas por idade. A relação entre o índice gengival e o número de locais doentes diminuiu nos fumadores. O risco estimado de doença periodontal crónica para os fumadores aumentou mais do dobro quando comparado com os não fumadores. Por conseguinte, concluiu-se que os doentes fumadores apresentavam, comparativamente, uma doença mais extensa ou grave, tal como indicado pelo aumento da frequência de dentes e locais doentes em conjunto com uma maior perda óssea alveolar. Isto sugeriu que o tabagismo estava associado ao agravamento da doença e, por conseguinte, deveria ser considerado um fator de risco para a doença periodontal crónica.

Albandar J M et al (2000)[97] teve como objetivo testar a hipótese de que o consumo de charutos, cachimbos e cigarros tem associações significativas com a doença periodontal e a perda de dentes. A população do estudo incluiu 705 indivíduos com idades compreendidas entre os 21 e os 92 anos (366 do sexo masculino (51,9%) e 339 (48,1%) do sexo feminino, dos quais 612 (86,8%) eram brancos e 83 (11,8%) eram afro-americanos). Os indivíduos foram examinados clinicamente para avaliar a perda de inserção (£ 5mm), a profundidade de sondagem (>5mm), a recessão gengival (>3mm), a hemorragia gengival, o cálculo dentário e o número de dentes extraídos. Os indivíduos foram divididos em grupo de inflamação gengival extensa (> 8 dentes ou > 50% dos dentes com hemorragia gengival), grupo de inflamação gengival limitada (3 a 7 dentes ou 25 a 49% dos dentes com hemorragia gengival) e grupo sem inflamação gengival. Além disso, os indivíduos foram classificados de acordo com a extensão e a gravidade da periodontite em grupos avançados (> 5 mm de profundidade de sondagem em 4 ou mais dentes ou > 4 mm de profundidade de sondagem em 8 ou mais dentes), moderados (> 5 mm de profundidade de sondagem em 2 a 3 dentes ou > 4 mm de profundidade de sondagem em 4 a 7 dentes), ligeiros (> 4 mm de profundidade de sondagem em 1 ou mais dentes ou > 3 mm de profundidade de sondagem em 2 ou mais dentes) ou nenhum grupo. O exame periodontal foi efectuado em 6 locais por dente em dentes totalmente erupcionados. Para a avaliação do comportamento tabágico, foi utilizada uma entrevista estruturada e os indivíduos foram depois classificados nas categorias de fumadores de cigarros, charutos e cachimbos. Os dados foram depois utilizados para classificar os indivíduos em fumadores actuais de cigarros, ex-fumadores de cigarros e infrequentes/não fumadores. Os resultados foram ajustados para o efeito da idade, do género e da etnia racial. Os resultados deste estudo mostraram que 4,6%, 7,6% e 31,2% dos indivíduos tinham periodontite avançada, moderada e ligeira, respetivamente, e 56,6% não tinham periodontite. Além disso, 5,3% e 12,5% dos indivíduos tinham gengivite extensa e limitada e 82,2% tinham uma condição gengival normal. A comparação da história do tabagismo por género mostrou que 67,5%, 51,9% e 48,9% dos homens e 53,4%, 6,2% e 3% das mulheres fumavam cigarros, charutos e cachimbos, respetivamente, e a comparação por raça mostrou que 61,9%, 31,9% e 28,3% dos brancos e 52,7%, 17,2% e 17,2% dos afro-americanos fumavam cigarros, charutos e cachimbos, respetivamente. Os actuais fumadores de cigarros apresentavam o pior estado periodontal e eram seguidos pelos antigos fumadores intensos e pelos não fumadores. Verificou-se uma prevalência significativamente mais elevada de periodontite moderada/grave entre os fumadores de cigarros actuais e entre os ex-fumadores de cigarros pesados do que no grupo dos não fumadores. A percentagem de indivíduos com hemorragia gengival foi menor nos fumadores de cigarros actuais do que no grupo de não fumadores e a prevalência e extensão do cálculo supragengival foi maior nos fumadores actuais, mas não nos ex-fumadores. Os fumadores actuais ou antigos de charuto ou cachimbo tinham uma saúde periodontal pior do que os não fumadores. Além disso, os fumadores de charuto/cachimbo tinham tendência para ter uma menor prevalência de hemorragia gengival e uma menor prevalência e extensão limitada de cálculo subgengival. Os homens e os afro-americanos apresentavam uma maior extensão de perda de tecido periodontal do que as mulheres e os brancos, respetivamente. Por conseguinte, concluiu-se que o consumo de charutos e cachimbos tinha efeitos adversos na saúde periodontal e na perda de dentes semelhantes aos do consumo de cigarros e propôs-se que o aconselhamento para deixar de fumar fosse parte integrante da prevenção e da terapia periodontal.

Bergstrom J et al (2006)[98] realizaram um estudo transversal para investigar a possível associação entre a utilização de rapé húmido sueco e a perda óssea periodontal em indivíduos com uma duração de utilização moderada a longa. 84 indivíduos, todos do sexo masculino, com idades compreendidas entre os 26 e os 54 anos (média de 40,1 anos), ofereceram-se para participar e foram divididos em três grupos: 26-36 anos, 37-42 anos e 43-54 anos. Os hábitos tabágicos dos participantes foram determinados a partir de um questionário estruturado pré-determinado e foram classificados como actuais (N= 25), com um consumo de 3,2 caixas/semana e uma duração de consumo de 16,9 anos, antigos (N=21), com um consumo de 3,1 caixas/semana e uma duração de consumo de 12,9 anos, e nunca foram utilizadores (N= 38). Os utilizadores foram ainda categorizados em 2 grupos de exposição: utilizadores de exposição ligeira, incluindo participantes com uma duração inferior a 15 anos (7 utilizadores actuais com uma duração média de 10,2 anos e 13 antigos utilizadores com uma duração média de 8,7 anos) e utilizadores de exposição intensa, incluindo participantes com uma duração de 15 anos ou mais (14 utilizadores actuais com uma duração média de 20,4 anos e 8 antigos utilizadores com uma duração média de 20,3 anos). Para a **avaliação radiográfica**, foram efectuadas medições da altura do osso periodontal a partir de 2 pares bilaterais de radiografias bitewing em cada indivíduo. Para a **avaliação clínica**, a condição periodontal foi avaliada em termos de sangramento gengival, profundidade da bolsa de sondagem e condição de higiene oral avaliada de acordo com o índice de placa. Foi obtida uma **documentação fotográfica** do aspeto da mucosa no local de colocação do rapé para os utilizadores actuais e antigos. Os resultados mostraram que a mediana geral do número de dentes retidos foi de 30. Não houve diferenças significativas entre os grupos de utilizadores. Em média, 78% dos locais disponíveis foram incluídos nas determinações da distância CEJ-PBC (junção cemento-esmalte - crista óssea periodontal). Não se registaram diferenças significativas em relação ao quadrante dentário. O número de determinações diminuiu significativamente com o aumento da idade e o número de determinações tendeu a ser maior nos antigos utilizadores quando comparados com os utilizadores actuais e com os que nunca utilizaram, sendo esta tendência significativa no grupo etário dos 43-54 anos. A documentação fotográfica revelou uma aparência típica de lesão da mucosa, de grau variável, na maioria dos utilizadores actuais, ao passo que tal aparência estava geralmente ausente nos antigos utilizadores. Assim, a partir dos resultados, sugeriu-se que, controlando para a idade, a associação entre o uso de rapé e a altura óssea não foi estatisticamente significativa e não houve efeitos de interação entre a idade e o uso de rapé ou entre o antigo consumo de tabaco e o uso de rapé. Relativamente à profundidade de sondagem e ao número de locais que apresentavam hemorragia à sondagem, não se verificaram diferenças estatisticamente significativas entre os grupos de utilizadores. Assim, concluiu-se que parece não haver associação entre o uso de tabaco sem fumo sob a forma de rapé húmido e a perda óssea periodontal.

Referências

- Mirbod, S. M., Ahing, S. I. & Pruthi, V. K. (2001) Immunohistochemical study of vestibular gingival blood vessel density and internal circumference in smokers and nonsmokers. Journal of Periodontology 72, 1318-1323.

- Alavi AL, Palmer RM, Odell EW, Coward PY, Wilson RF. Elastase in gingival crevicular fluid from smokers and nonsmokers with chronic inflammatory periodontal disease. Oral Dis 1995; 3: 110-114.

- Albandar J, Streckfus C, Adesanya M and Winn D. Cigar, pipe and cigarettes moking as risk factors for periodontal disease and tooth loss J Periodonyol 2000; 71: 1874-1881.

- Ana pejcic, radmila obradovic, ljiljana kesic, draginja kojovic. Tabagismo e doença periodontal - uma revisão. Facta universitatis 2007; 14: 53-59.

- Andersen, P., Pedersen, O. F., Bach, B. & Bonde, G. J. (1982) Serum antibodies and immunoglobulins in smokers and nonsmokers. Clinical & Experimental Immunology 47, 467-473.

- Benowitz NL, Jacob P, Jones RT, Rosenberg J. Interindividual variability in the metabolism and cardiovascular effects of nicotine in man. J Pharmacol Exp Ther 1982; 221; 368-72.

- Bergstro'm J, Keilani H, Lundholm C, Ra°destad U. Smokeless tobacco (snuff) use and periodontal bone loss . J Clin Periodontol 2006; 33: 549- 554.

- Bergstro'm, J. & Floderus-Myred, B. (1983) Cotwin control study of the relationship between smoking and some periodontal disease factors. Community Dentistry on Oral Epidemiology 11, 113-116.

- Bergstrom J. Cigarette smoking as risk fator in chronic periodontal disease. Community Dent Oral Epidemiol 1989; 17: 245-7,
- Bergstrom, J. & Preber, H. (1986) Influência do consumo de cigarros no desenvolvimento de gengivite experimental. Journal of Periodontal Research 21, 668-676.
- Binne VI. Abordar o tema da cessação tabágica num contexto dentário. Perio2000;48:170-78
- Bostrom, L., Bergstrom, J., Dahle'n, G. & Linder,L. (2001) Smoking and subgingivalmicroflora in periodontal disease. Journal ofClinical Periodontology 28, 212-219.
- Bostrom, L., Linder, L. E. & Bergstrom, J. (1999) Tabagismo e níveis de IL-6 e TNF-alfa no fluido crevicular na doença periodontal. Journal of Clinical Periodontology 26, 352-357.
- Drost, E. M., Selby, C., Lannan, S., Lowe, G. D. & MacNee, W. (1992) Changes in neutrophil deformability following in vitro smoke exposure: mechanism and protection. American Journal of Respiratory Cell Molecular Biology 6, 287-295
- Ferson, M., Edwards, A., Lind, A., Milton, G. W. & Hersey, P. (1979) Low natural killercell activity and immunoglobulin levels associated with smoking in human subjects. International Journal of Cancer 23, 603-609.
- Gamal, A. Y. & Bayomy, M. M. (2002) Efeito do consumo de cigarros na fixação de fibroblastos PDL humanos em superfícies radiculares periodontalmente afectadas in vitro. Journal of Clinical Periodontology 29, 763-770.
- Geng, Y., Savage, S. M., Razani-Boroujerdi, S. & Sopori, M. L. (1996) Effects of nicotine on the immune response. II. O tratamento crónico com

nicotina induz anergia das células T. Journal of Immunology 156, 2384-2390.

- Giannopoulou, C., Cappuyns, I. & Mombelli, A. (2003) Effect of smoking on gingival crevicular fluid cytokine profile during experimental gingivitis. Journal of Clinical Periodontology 30, 996-1002.

- Giannopoulou, C., Geinoz, A. & Cimasoni, G. (1999) Efeitos da nicotina nos fibroblastos do ligamento periodontal in vitro. Journal of Clinical Periodontology 26, 49-55.

- Gillespie, M. N., Owasoyo, J. O., Kojima, S. & Jay, M. (1987) Enhanced chemotaxis and superoxide anion production by polymorphonuclear leukocytes from nicotine-treated and smoke-exposed rats. Toxicologia 45, 45-52.

- Grover Harpreet Singh, Bhardwaj Amit, Singh Yaswin. Tabagismo e doença periodontal *J Pharm Sci Innov.* 2013; 2(2): 7-13.

- Gulsvik, A. & Fagerhol, K. (1979) Smoking and immunoglobulin levels. [Carta] Lancet 1,449.

- Hanioka, T., Tanaka, M., Ojima, M., Takaya, K., Matsumori, Y. & Shizukuishi, S. (2000a) Suficiência de oxigénio na gengiva de fumadores e não fumadores com doença periodontal. Journal of Periodontology 71,1846-1851.

- Hoffmann, D. & Wynder, E. L. (1986) Chemical constituents and bioactivity of tobacco smoke. Publicações Científicas do IARC 74,145-165.

- Iho, S., Tanaka, Y., Takauji, R., Kobayashi, C., Muramatsu, I., Iwasaki, H., Nakamura, K., Sasaki, Y., Nakao, K. & Takahashi, T. (2003) A nicotina induz os neutrófilos humanos a produzir IL-8 através da geração de peroxinitrito e subsequente ativação de NFkappaB. Journal of Leukocyte Biology 74, 942-951

- James JA, Sayers NM, Drucker DB, Hill PS. Efeito dos produtos do tabaco na fixação e crescimento dos fibroblastos do ligamento periodontal. J

Periodontol 1999; 70: 518- 25.

- James, J., Sayers, N., Drucker, D. & Hull, P. (1999) Effects of tobacco products on the attachment and growth of periodontal ligament fibroblasts. Journal of Periodontology 70, 518-525.

- Johnson GK, Guthiller JM. O impacto do consumo de cigarros na doença periodontal e no tratamento. Perio 2000 2000; 44: 178- 94.

- Johnson GK, Hill M. O consumo de cigarros e o paciente periodontal. J Periodontol 2004; 75: 196- 209.

- Kardachi, B. J. R. & Clarke, N. G. (1974) A etiologia da gengivite ulcerativa necrosante aguda: uma explicação hipotética. Journal of Periodontology 45, 830-832.

- Kristofferson, T. (1970) Condições periodontais em soldados noruegueses. Um estudo epidemiológico e experimental. Scandinavian Journal of Dental Research 78, 34-53.

- Lindhe J. Periodontologia Clínica e Dentisteria de Implantes. Quarta edição. Blackwell Munksgaard 2003. 316-21.

- Loos, B. G., Roos, M. T., Schellekens, P. T., van der Velden, U. & Miedema, F. (2004) Lymphocyte numbers and function in relation to periodontitis and smoking. Journal of Periodontology 75, 557-564.

- MacFarlane GD, Herzberg MC, Wolff LF, Hardie NA. Periodontite refractária associada a fagocitose anormal de leucócitos polimorfonucleares e ao consumo de cigarros. J Perio 1992; 63: 908-913.

- Macgregor IDM, Edgar WM, Greenwood AR. Effects of cigarette smoking on the rate of plaque formation. J Clin Peridontol 1985; 12:35-41

- Mandel I. Sinais de fumo - um alerta para a doença oral. J of Amer Den Asso 1994; 125: 872-8.

• Mavropoulos, A., Aars, H. & Brodin, P. (2003) Hyperaemic response to cigarette smoking in healthy gingiva. Journal of Clinical Periodontology 30, 214-221.

• McGuire JR. Cotinine in saliva and gingival crevicular fluid of smokers with periodontal disease (Cotinina na saliva e fluido crevicular gengival de fumadores com doença periodontal). J Periodontol 1989; 176-81.

• McSharry, C., Banham, S. W. & Boyd, G. (1985) Effect of cigarette smoking on the antibody response to inhaled antigens and the prevalence of extrinsic allergic alveolitis among pigeon breakers. Clinical Allergy 15, 487-494.

• Meekin, T. N., Wilson, R. F., Scott, D. A., Ide, M. & Palmer, R. M. (2000) Laser Doppler flowmeter measurement of relative gingival and forehead skin blood flow in light and regular smokers during and after smoking. Journal of Clinical Periodontology 23, 236-242.

• Meliska, C. J., Stunkard, M. E., Gilbert, D. G., Jensen, R. A. & Martinko, J. M. (1995) Immune function in cigarette smokers who quit smoking for 31 days. Journal of Allergy and Clinical Immunology 95, 901-910.

• Morozumi, T., Kubota, T., Sato, T., Okuda, K. & Yoshie, H. (2004) A cessação do tabagismo aumenta o fluxo sanguíneo gengival e o fluido crevicular gengival. Jornal de Periodontologia Clínica 31,267-272

• Nguyen, H., Finkelstein, E., Reznick, A., Cross, C. & van der Vliet, A. (2001) Cigarette smoke impairs neutrophil respiratory burst activation by aldehyde- induced thiol modifications. Toxicology 160, 207-217.

• Pabst, M. J., Pabst, K. M., Collier, J. A., Coleman, T. C., Lemons-Prince, M. L. Godat, M. S., Waring, M. B. & Babu, J. P. (1995) Inhibition of neutrophil and monocyte defensive functions by nicotine. Journal of Periodontology 66, 1047-1055.

- Palmer RM, Wilson RF, Hasan AS, Scott DA. Mecanismos de ação dos factores ambientais - tabagismo. J Clin Periodontol 2005; 32: 180-95.
- Petropoulos, G., McKay, I. & Hughes, F. (2004) A associação entre o número de neutrófilos e as concentrações de interleucina-1 a no fluido crevicular gengival de fumadores e não fumadores com doença periodontal. Journal of Clinical Periodontology 31, 390-395.
- Pindborg, J. J. (1947) Tobacco and gingivitis. Journal of Dental Research 26, 261-264.
- Preber, H., Bergstrom, J. & Linder, L. E. (1992) Occurrence of periopathogens in smoker and non-smoker patients. Journal of Clinical Periodontologia 19, 667-671.
- Rawlinson, A., Grummit, J., Walsh, T. & Douglas, I. (2003) Níveis de interleucina-1 e de antagonistas dos receptores no fluido crevicular gengival em fumadores pesados versus não fumadores. Journal of Clinical Periodontology 30, 42-48.
- Rezavandi, K., Palmer, R., Odell, E., Scott, D. & Wilson, R. (2002) Expressão de ICAM-1 e E-selectina nos tecidos gengivais de fumadores e não fumadores com periodontite. Journal of Oral Pathology and Medicine 31, 59-64.
- Seagrave, J., Barr, E. B" March, T. H. & Nikula, K. J. (2004) Effects of cigarette smoke exposure and cessation on inflammatory cells and matrix metalloproteinase activity in mice. Experimental Lung Research 30, 1-15.
- Seow, W. K., Thong, Y. H., Nelson, R. D., MacFarlane, G. D. & Herzberg, M. C. (1994) Nicotine-induced release of elastase and eicosanoids by human neutrophils. Inflammation 18, 119-127.
- Sham ASK, Cheung LK, Jin LJ, Corbet EF. Os efeitos do consumo de tabaco na saúde oral. Hong Kong Med J; Vol 9: No 4.

- Soben Peter. Quarta edição. Essentials of community and preventive dentistry (Fundamentos da medicina dentária comunitária e preventiva). 2009.
- Sopori, M. L. & Kozak, W. (1998) Immunomodulatory effects of cigarette smoke. Journal of Neuroimmunology 83, 148-156.
- Sopori, M. L., Cherian, S., Chilukuri, R. & Shopp, G. M. (1989) O fumo do cigarro provoca a inibição da resposta imunitária a antigénios administrados por via intratraqueal. Toxicology and Applied Pharmacology 97, 489-499.
- Sopori, M. L., Goud, N. & Kaplan, A. M. (1994) Effects of tobacco smoke on the immune system. Em Dean, J. H., Luster, M. I., Munson, A. E. & Kimber, I. (eds). Immunotoxicology and Immunopharmacology, 2ª edição, pp
- Sorensen, L. T., Nielsen, H. B., Kharazmi, A. & Gottrup, F. (2004) Effect of smoking and abstention on oxidative burst and reactivity of neutrophils and monocytes. Surgery 136, 1047-1053.
- Stoltenberg, J. L., Osborn, J. B., Pihlstrom, B. L., Herzberg, M. C., Aeppli, D. M., Wolff, L. F. & Fischer, G. (1993) Association between cigarette smoking, bacterial pathogens, and periodontal status. Journal of Periodontology 64, 1225-1230.
- Takeuchi, M., Nagai, S. & Izumi, T. (1988) Effect of smoking on natural killer cell activity in the lung. Chest 94, 688-693.
- Tollerud, D. J., Clark, J. W., Brown, L. M., Neuland, C. Y., Pankiw-Trost, L. K., Blattner, W. A. & Hoover, R. N. (1989) The influence of age, race, and gender on peripheral blood mononuclear-cell subsets in healthy nonsmokers. Journal of Clinical Immunology 9, 214-222.
- Umeda, M., Chen, C., Bakker, I., Contreras, A., Morrison, J. & Slots,

J. (1998) Risk indicators for harbouring periodontal pathogens. Journal of Periodontology 69,1111-1118.

- Zambon, J. J., Grossi, S. G., Machtei, E. E., Ho, A. W., Dunford, R. & Genco, R. J. (1996) O consumo de cigarros aumenta o risco de infeção subgengival com agentes patogénicos periodontais. Journal of Periodontology 67, 1050-1054.

CAPÍTULO 4

DIABETES MELLITUS

De acordo com Guyton, a diabetes mellitus é uma doença metabólica caracterizada por hiperglicemia devido a uma secreção ou atividade defeituosa da insulina. A insulina é necessária para o transporte de glucose da corrente sanguínea para as células, onde a glucose é utilizada para obter energia. A deficiência da secreção de insulina ou a resistência à insulina resulta na incapacidade de transportar a glucose para as células. A glicose é assim retida na corrente sanguínea, causando hiperglicemia."

De acordo com Rose e Genco, a diabetes mellitus é uma doença de desregulação metabólica, principalmente do metabolismo dos hidratos de carbono, caracterizada por hiperglicemia (níveis elevados de glicose no sangue) que resulta de defeitos na secreção de insulina, de uma ação deficiente da insulina ou de ambos. São também observadas alterações no metabolismo dos lípidos e das proteínas.[100]

CLASSIFICAÇÃO DA DIABETES MELLITUS[100]

Em 1997, a Associação Americana de Diabetes apresentou a seguinte classificação da Diabetes mellitus:

•	Type I diabetes (formerly, insulin dependent diabetes)
•	Type II diabetes (formerly, non insulin dependent diabetes)
•	Gestational diabetes
•	Other types of diabetes
➢	Genetic defects in β cell function
➢	Genetic defects in insulin action

➢ Pancreatic diseases or injuries- Pancreatitis, neoplasia, cys fibrosis, trauma, pancreatectomy
➢ Infections- Cytomegalovirus, Congenital rubella
➢ Drug induced or chemical induced- glucocorticoids, thyroid hormon
➢ Endocrinopathies- Acromegaly, glucaganoma, hyperthyroidis Cushing's syndrome
➢ Other genetic syndromes associated with diabetes

COMPLICAÇÕES DE UMA DIABETES NÃO CONTROLADA

Para além da desregulação do metabolismo dos hidratos de carbono, dos lípidos e das proteínas, a diabetes de tipo 1 e de tipo 2 está associada a um grupo clássico de complicações microvasulares e macrovasculares.

COMPLICAÇÕES CLÁSSICAS DA DIABETES MELLITUS NÃO CONTROLADA[100]

Retinopathy ➢ **Blindness**
Nephropathy ➢ **Renal failure**
Neuropathy ➢ **Sensory** ➢ **Autonomic**
Macrovascular disease ➢ **Peripheral** ➢ **Cardiovascular (Coronary artery disease)** ➢ **Cerebrovascular (Stroke)**
Altered wound healing

A PERIODONTITE É REFERIDA COMO A SEXTA COMPLICAÇÃO DA DIABETES- LOE H (1993).

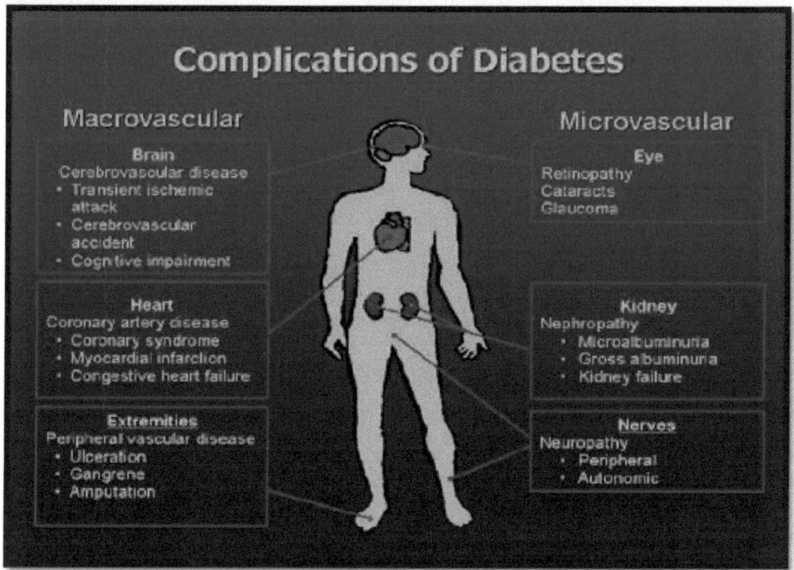

Fig 1: Complicações da diabetes

ASSOCIAÇÃO ENTRE DIABETES MELLITUS E DOENÇA PERIODONTAL

Doença periodontal e diabetes - uma estrada de dois sentidos

A diabetes foi inequivocamente confirmada como um dos principais factores de risco para a periodontite. As pessoas com diabetes mellitus correm um maior risco de desenvolver doença periodontal com uma progressão agressiva dos sintomas, devido à escassa informação sobre a importância da higiene oral, ao mau controlo metabólico e à irregularidade nas visitas ao dentista.

Num grande estudo transversal, Grossi et al (1994) mostraram que os doentes diabéticos tinham duas vezes mais probabilidades de ter perda de inserção do que os indivíduos não diabéticos.[101] Firatli (1997) acompanhou doentes diabéticos do tipo 1 e controlos saudáveis durante 5 anos e mostrou que os indivíduos com diabetes tinham significativamente mais perdas clínicas de vinculação do que os controlos.[102] Noutro estudo transversal, Bridges et al (1996)[103] verificaram que, nos doentes diabéticos, todos os parâmetros periodontais, incluindo os valores de hemorragia, as profundidades de sondagem, a perda de inserção e a falta de dentes, eram afectados. As pessoas com diabetes tipo I e tipo 2 parecem igualmente susceptíveis à doença periodontal e à perda de dentes. A relação entre a diabetes e a doença periodontal parece ser muito forte em certas populações, como os povos aborígenes, que

indica um componente genético relacionado com a progressão da periodontite em pacientes diabéticos.[104105] Um estudo recente descobriu que fumar aumenta o risco de doença periodontal em quase 10 vezes nos doentes diabéticos. De acordo com estes resultados, o *tratamento de doentes diabéticos deve incluir fortes recomendações para deixar de fumar*[106] Tanto na diabetes de tipo 1 como na de tipo 2, não parece haver qualquer correlação entre a prevalência ou a gravidade da doença periodontal e a duração da diabetes.[107]

Os diabéticos têm uma prevalência significativamente mais elevada de periodontite do que os não diabéticos **(Papapanou 1996)[108] . Khader et al** (2006)[109] concluíram que a gravidade da periodontite era significativamente mais elevada em doentes diabéticos do que em doentes não diabéticos. O risco de periodontite é aproximadamente três vezes maior em indivíduos diabéticos em comparação com indivíduos não diabéticos. O nível de controlo glicémico é de importância fundamental para determinar o aumento do risco de periodontite em doentes diabéticos. Os diabéticos mal controlados tinham um risco três vezes maior de ter periodontite do que os não diabéticos. Por outro lado, os diabéticos bem controlados não registaram um aumento significativo de periodontite **(Tsai et al.** 2OO2)[110] . Alguns estudos mostram que uma diabetes mal controlada aumenta o risco de perda óssea progressiva e de perda de aderência ao longo do tempo **(Taylor et al. 1998).**[111]

Efeito na microflora

Nos doentes diabéticos, há uma transformação da microflora subgengival com a preponderância de bactérias gram negativas que, por sua vez, produzem uma fonte de desafio sistémico crónico através do revestimento epitelial da bolsa periodontal. Verifica-se uma alteração salivar e níveis elevados de glucose no FGC dos diabéticos, o que produz alterações ambientais locais que resultam numa mudança da flora microbiana. Esta infeção crónica desencadeia ainda mais a regulação positiva das citocinas, levando à destruição e degradação do tecido conjuntivo.[112] **Ciantar et al.** (2005) descobriram que as contagens de espécies de Capnocytophaga eram significativamente mais elevadas nas bolsas periodontais de diabéticos em comparação com indivíduos saudáveis.[113] Enquanto muitos outros estudos contraditórios não encontraram uma diferença significativa na microflora oral entre diabéticos e indivíduos saudáveis. **Thorstenseon et al.** (1996) estudaram várias espécies bacterianas na microflora subgengival em diabéticos tipo 1 de longa duração e não diabéticos. Relataram que A *actinomycetumcomitans, C. rectus, espécies de Capnocytophaga, E. corrodens, F. nucleatum, P. gingivalis e P. intermedia* foram recuperadas em diabéticos e não diabéticos. O mesmo estudo observou que *P. gingivalis* foi detectado tanto em bolsas rasas como profundas em indivíduos diabéticos, enquanto o agente patogénico só foi encontrado em bolsas profundas em indivíduos não diabéticos.[114]

Produtos finais de glicação avançada (AGEs)[100]

A hiperglicemia sustentada em diabéticos mal controlados, em combinação com elevações das lipoproteínas de baixa densidade (LDL) e dos triglicéridos no soro, induz uma glicação irreversível de proteínas como o colagénio e os lípidos, formando os produtos finais de glicação avançada (AGE). Os AGEs são proteínas que contêm hidratos de carbono e que se acumulam em doentes com hiperglicemia sustentada. São proteínas quimicamente irreversíveis que foram alteradas pela adição não enzimática de hexoses e que se formam lenta e continuamente em doentes hiperglicémicos.

formação de idades

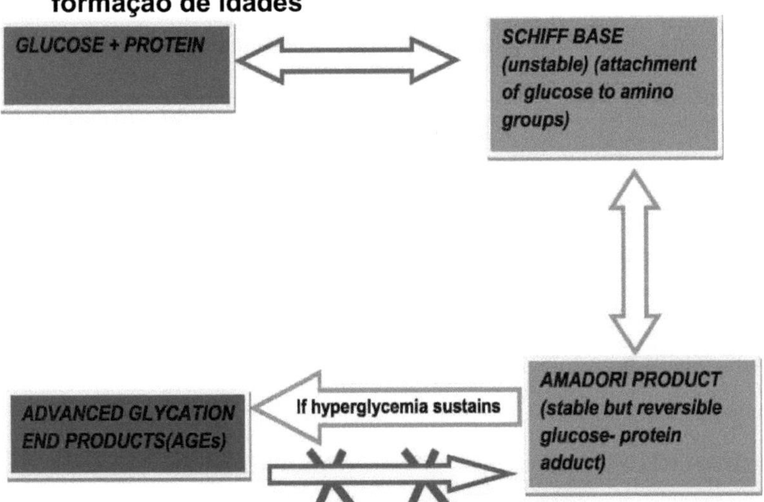

A formação de AGEs começa com a ligação da glucose aos grupos amino das proteínas para formar produtos de base de Schiff instáveis. Através de um lento rearranjo químico, estes são convertidos em produtos proteicos de glucose mais estáveis mas reversíveis, conhecidos como produto amdori. A normalização da hiperglicemia nesta fase resulta num produto amdori reversível. Se a hiperglicemia for mantida, o produto amdori torna-se altamente estável e forma AGEs, que são irreversíveis. Os AGEs formam-se e acumulam-se nos tecidos dos doentes diabéticos e são um elo importante entre as várias complicações diabéticas. A acumulação de AGEs nos tecidos resulta em alterações significativas da composição e estrutura celulares normais. Por conseguinte, os diabéticos mal controlados apresentam níveis mais elevados de AGEs e são mais susceptíveis à periodontite.[100]

O efeito biológico dos AGE é mediado pela interação direta dos AGE com o recetor para AGE (RAGE), que se encontra à superfície das células musculares lisas, células endoteliais, neurónios, monócitos e macrófagos **(Laila et al. 2001)**[115] . Em estados perturbados como a diabetes, a expressão de RAGE em células críticas é aumentada e a interação entre AGE e RAGE resulta num aumento do stress oxidante celular que leva a uma maior quimiotaxia e ativação de monócitos, resultando na libertação de quatro vezes mais IL-1 e 24 a 32 vezes mais TNF-a em comparação com indivíduos normais (Schmidt et al 1994, Kirstein et al 1992, Vlassaraet al 1988).[116]

AGEs e vasos sanguíneos

A hiperglicemia resulta num aumento da expressão de RAGE e num aumento das interações entre os AGE e os RAGE nas células endoteliais, provocando alterações pré-coagulatórias, formação de trombos e espessamento da membrana basal da microvasculatura (microangiopatia). A microangiopatia resulta numa troca deficiente de células, oxigénio e produtos metabólicos entre o compartimento intra e extracelular, afectando assim a resposta do hospedeiro e a reparação dos tecidos.[100]

A microangipatia é descrita em tecidos gengivais de roedores diabéticos e de diabéticos mal controlados **(Seppala et al. 1997, Gul & Ozsoy 2003).**[117> 118]

Efeito na resposta do hospedeiro

Leucócitos polimorfonucleares (PMNs)

Os PMN actuam como células de primeira linha de defesa e a redução das suas funções conduz a uma elevada suscetibilidade dos diabéticos à infeção. Investigações clínicas em doentes diabéticos e estudos experimentais em ratos e ratinhos diabéticos demonstraram que os defeitos dos PMNs incluem actividades quimiotácticas, fagocíticas e bactericidas. Esta função defeituosa dos PMNs está altamente relacionada com um controlo glicémico deficiente **(Alba-Loureiro et al. 2007).**[119]

A concentração de colagenase no FGC é mais elevada nos diabéticos e provém principalmente dos PMNs. **(Sorsa et al. 1992).**[120]

Monócitos, macrófagos e citocinas

Foi detectada uma concentração mais elevada de citocinas (IL-10, PGE_2 TNF-o) no FGC de doentes diabéticos com periodontite em comparação com doentes não diabéticos. A libertação destas citocinas em resposta a lipopolissacáridos bacterianos (LPS) por monócitos foi significativamente mais elevada nos diabéticos do que nos não diabéticos. Pensa-se que esta resposta hiperinflamatória resulta da interação AGE-RAGE nos monócitos e macrófagos. Isto pode resultar na formação de um fenótipo celular destrutivo com maior sensibilidade aos estímulos, resultando numa libertação excessiva de citocinas **(Salvi et al.** 1998).[121] A ligação do AGE-RAGE às superfícies dos macrófagos pode alterar o fenótipo dos macrófagos. Este facto pode ser responsável pela desregulação da produção de citocinas pelos macrófagos e pelo aumento da destruição do tecido inflamatório e da perda óssea alveolar. Pode alterar a função de eliminação dos macrófagos e atrasar a cicatrização de feridas **(Lacopino 1995).**[122]

Efeito no metabolismo do colagénio

O colagénio é a principal proteína estrutural do periodonto e é sintetizado pelos fibroblastos gengivais. Os fibroblastos gengivais produzem uma quantidade reduzida de colagénio e glicosaminoglicanos em condições hiperglicémicas. A síntese de colagénio é reduzida nos doentes diabéticos em comparação com os não diabéticos. A formação de AGE no tecido gengival pode alterar a função celular do tecido gengival devido ao stress oxidativo **(Schmidt et al. 1996).**[116] A formação de **AGE** no colagénio resulta no aumento da ligação cruzada entre as moléculas de colagénio e na diminuição da sua solubilidade. O resultado destas alterações no metabolismo do colagénio é uma alteração na renovação homeostática normal do colagénio **(Mealey & Oates 2006).**[123]

Os níveis elevados de colagenase nos tecidos gengivais dos diabéticos aumentam a degradação do colagénio no periodonto. Por conseguinte, a homeostase entre a destruição e a formação de tecidos é alterada nos diabéticos. O aumento da destruição de tecidos por colagenases e a diminuição da formação de colagénio por

Os fibroblastos levarão a uma maior destruição dos tecidos e à progressão da periodontite.[100]

Efeito na cicatrização de feridas e na resposta ao tratamento

Pensa-se que vários factores são responsáveis pela alteração da cicatrização de feridas nos diabéticos.

- A microangiopatia gengival devida ao espessamento da membrana basal capilar no ambiente hiperglicémico pode prejudicar a difusão do oxigénio, a eliminação de resíduos metabólicos, a migração dos PMN e a difusão de anticorpos.
- Redução da síntese de colagénio pelos fibroblastos.
- Aumento da degradação do colagénio devido ao aumento da atividade da colagenase nos diabéticos.
- Glicolização do colagénio existente nas margens da ferida.

❖ Remodelação defeituosa e rápida degradação do colagénio recém-sintetizado e pouco reticulado. **(Palmer & Soory 2003)**[124]

Verificou-se que a atividade mitogénica das plaquetas nos diabéticos está diminuída e que estas plaquetas defeituosas têm uma capacidade menor de induzir a proliferação de fibroblastos do que as plaquetas dos não diabéticos. Este facto pode estar associado a alterações na cicatrização de feridas em diabéticos **(Caenazzo et al. 1991).**[125]

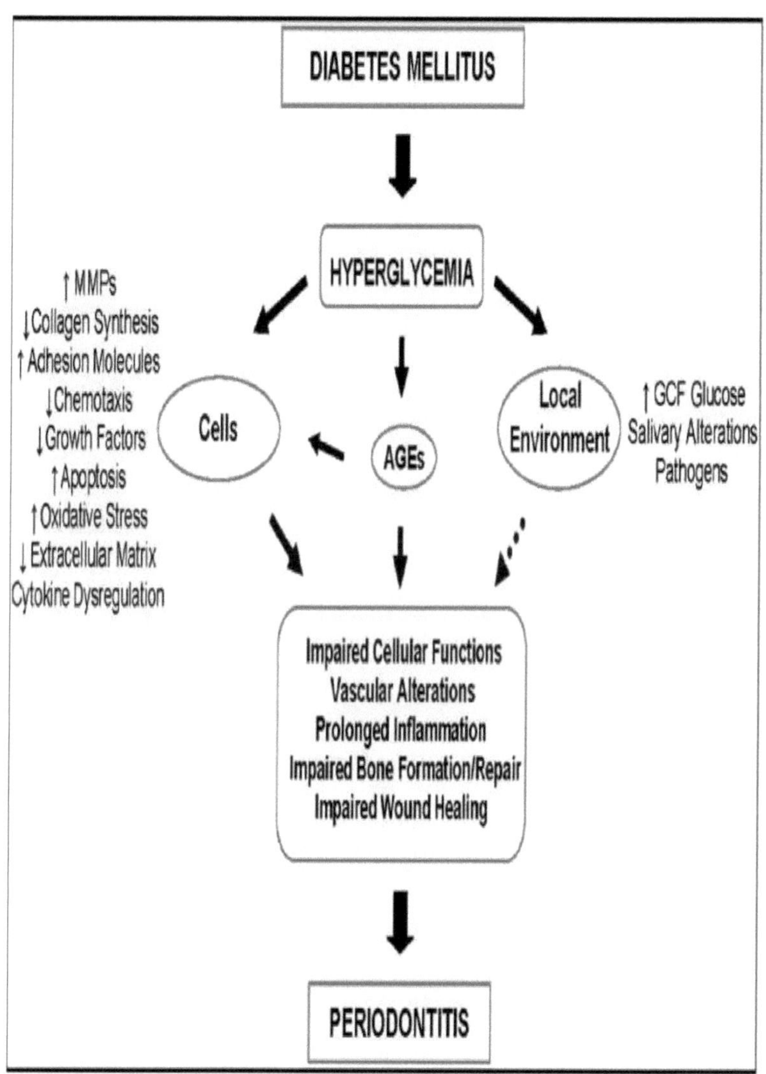

Mecanismos que explicam o aumento da suscetibilidade à periodontite nos diabéticos (Andersen et al. 2007).[126]

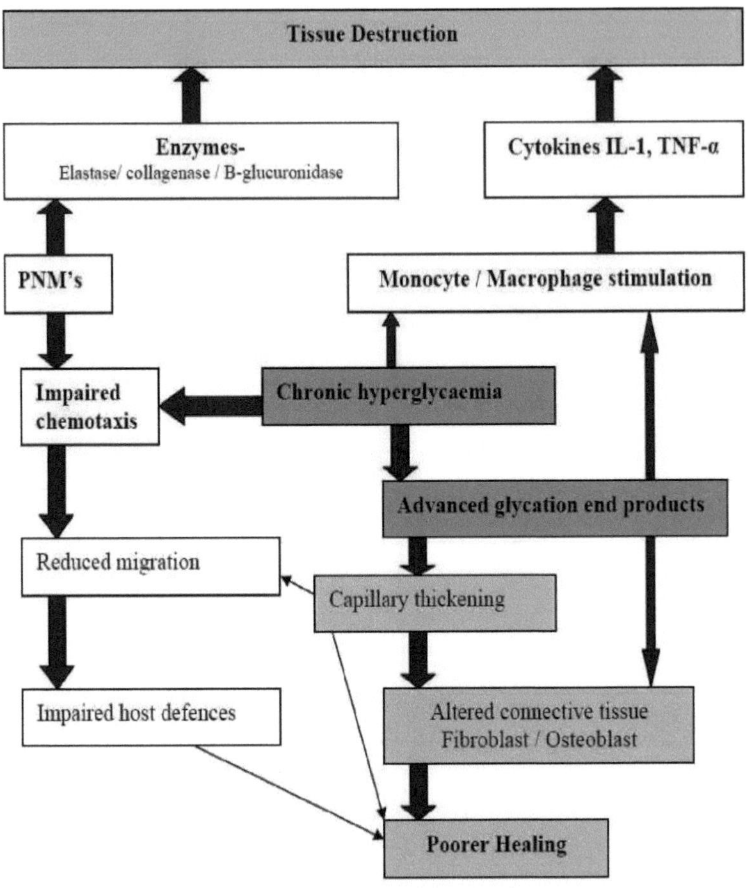

Efeito da Diabetes mellitus na resposta do hospedeiro (Palmer & Soory 2003)[124]

INFLUÊNCIA DA PERIODONTITE NO ESTADO DIABÉTICO

A doença periodontal tem um impacto significativo no estado metabólico da diabetes. A presença de doença periodontal aumenta o risco de agravamento do controlo glicémico nos doentes diabéticos. Estudos demonstraram que os pacientes diabéticos com infeção periodontal têm um maior risco de agravamento do controlo glicémico ao longo do tempo, em comparação com indivíduos diabéticos sem periodontite **(Taylor et al. 1996)** .[111]

Foram propostos os seguintes mecanismos biológicos para explicar a forma como a periodontite pode afetar o ambiente sistémico: entrada de bactérias ou produtos bacterianos, como os lypopolysaccharides (LPSs), da bolsa periodontal ulcerada para a circulação sistémica e/ou efeitos sistémicos de mediadores inflamatórios como o TNF-a, IL-1 (3, e IL-6 produzidos localmente em resposta à infeção periodontal podem aumentar a inflamação de baixo grau e agravar a resistência à insulina **(Li et al. 2000, Grossi 2OO1)** .[127,101]

Além disso, a periodontite é uma infeção crónica, que pode induzir um estado crónico de resistência à insulina que resulta num controlo glicémico deficiente, o que contribuiria para o ciclo de hiperglicemia, glicação irreversível não enzimática, ligação de AGEs a proteínas com posterior acumulação (Nishimura & Murayama 2001).

Mecanismos potenciais para a influência da periodontite no estado diabético (Andersen et al. 2007).[126]

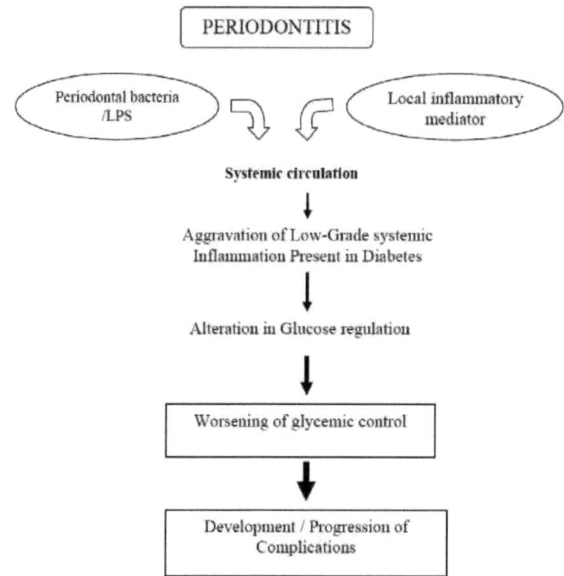

Muitos mecanismos explicam o efeito metabólico do TNF-a, que inclui a regulação negativa dos genes relacionados com a ação normal da insulina e efeitos diretos na sinalização da insulina, no transporte da glicose e nas células [3] pancreáticas **(Grimble 2002)**[128] . O TNF-a é um antagonista do substrato do recetor de insulina da superfície celular que inibe a fosforilação e a translocação dos receptores de insulina, o que resulta na inibição do transporte intracelular de glicose e da ação da insulina, contribuindo para a resistência à insulina. Assim, por esta razão, a periodontite aumenta o risco de mau controlo glicémico em pacientes com diabetes tipo 2.

Foi referido que a IL-6 modula a produção de TNF-a e tem sido associada à resistência à insulina; a IL-10, por sua vez, parece participar na regulação da absorção de glucose **(Fernandez-Real &Ricart 2003)** .[129]

Assim, estes mediadores têm efeitos prejudiciais no metabolismo da glucose. Os doentes com diabetes e periodontite têm uma maior produção de mediadores inflamatórios nos tecidos gengivais em comparação com os não diabéticos **(Salvi et al. 1998)** .[121]

Por conseguinte, o tratamento periodontal pode reduzir a inflamação localmente e também diminuir os níveis séricos de mediadores inflamatórios que podem causar uma diminuição da resistência à insulina, afectando assim positivamente o controlo glicémico (Iwamoto et al, 2001) .[112]

Alguns estudos sugerem que a doença periodontal pode ser um fator de risco significativo para enfarte do miocárdio e acidente vascular cerebral em diabéticos. Um estudo longitudinal examinou o efeito da doença periodontal na mortalidade por múltiplas causas em mais de 600 indivíduos com DM tipo 2 na população dos índios Pima **(Saremi et al. 2OO5)**[130] . Em indivíduos com periodontite grave, a taxa de mortalidade por doença cardíaca isquémica foi 2,3 vezes superior à taxa em indivíduos sem periodontite ou com apenas doença ligeira, quando ajustada para outros factores de risco conhecidos. A taxa de mortalidade por nefropatia diabética foi 8,5 vezes superior nos indivíduos com periodontite grave. A taxa de mortalidade global por doença cardio-renal foi 3,5 vezes superior em indivíduos com periodontite grave, sugerindo que a presença de doença periodontal representa um risco de mortalidade cardiovascular e renal em pessoas com diabetes.

Assim, a relação entre a doença periodontal e a diabetes é uma via de dois sentidos, uma autoestrada dupla de resposta catabólica e destruição de tecidos que resulta numa doença periodontal mais grave e num menor controlo glicémico.

REVISÃO DA LITERATURA

Salvi GE et al (1997)[131] efectuaram um estudo para avaliar a resposta de mediadores inflamatórios como um potencial marcador de risco para doenças periodontais em doentes com diabetes mellitus insulino-dependentes. O fluido crevicular gengival (GCF) e a secreção monocítica de prostaglandina E2 (PGE2) e interleucina 10 (IL-10) foram medidos num grupo de 39 pacientes com diabetes mellitus insulino-dependente (IDDM) divididos em Grupo A (gengivite ou doença periodontal ligeira) e Grupo B (doença periodontal moderada ou grave) e 64 indivíduos sistemicamente saudáveis (43 pacientes não diabéticos com vários graus de periodontite adulta e 21 indivíduos periodontalmente saudáveis) serviram de controlo. Todos os 103 pacientes foram submetidos a um exame periodontal completo, incluindo hemorragia à sondagem (BOP), profundidade de sondagem e nível de inserção clínica (CAL). Os resultados mostraram que, na comparação entre o Grupo A e o Grupo B, não houve diferença significativa na percentagem média de locais que apresentavam hemorragia à sondagem, mas houve uma diferença significativa no nível de inserção clínica e nas profundidades de sondagem entre os dois grupos, com os do grupo com periodontite grave a apresentarem maior perda de inserção. Os dados do estudo também sugeriram que a IDDM resultou num aumento dramático dos níveis de GCF-PGE2 e IL-10, independentemente do estado periodontal. Além disso, na população diabética, registou-se um aumento significativo de 1,75 vezes em ambos os mediadores inflamatórios do FGC em doentes com doença periodontal mais grave. Também os diabéticos, como grupo, tiveram uma produção significativamente mais elevada de PGE2 e IL-10 monocíticas em resposta a várias concentrações de lipopolissacárido (LPS) de E.coli e P.gingivalis, em comparação com pacientes não diabéticos com periodontite adulta. As curvas de resposta à dose de LPS demonstraram que os monócitos dos diabéticos do grupo B produziram aproximadamente 3 vezes mais PGE2 do que os monócitos do grupo A; no entanto, não se registou uma diferença significativa na secreção monocítica nos doentes com IDDM. Os níveis de GCF ou de mediadores monocíticos não se correlacionaram com a idade, a raça ou a hemoglobina glicosilada (HbAic). Assim, a partir dos resultados, concluiu-se que a secreção elevada de PGE2 e IL-1 p no FGC e nos monócitos dos doentes com IDDM pode ser uma consequência de um traço de resposta sistémica e que a presença de doenças periodontais pode interagir sinergicamente para produzir níveis locais elevados destes mediadores e uma doença periodontal mais grave.

Noack B et al (2000)[132] determinaram se uma predisposição para perturbações metabólicas como a diabetes mellitus (na ausência de doença diabética diagnosticada) ou a hiperlipidemia podem ser indicadores de risco para a periodontite. Foi examinado um total de 100 pacientes com idades compreendidas entre os 40 e os 70 anos. Os doentes foram classificados como tendo tolerância à glicose diminuída (IGT) sem manifestação de diabetes (56 doentes com idade média de 54,1 ± 6,5 anos, 34 homens, 22 mulheres), hiperlipidemia (HL) (17 doentes com idade média de 52,2 ± 6,1 anos, 7 mulheres, 10 homens) ou estado metabólico normal (27 doentes de controlo com idade média de 54,6 ± 8,9 anos, 11 mulheres, 16 homens). O estado metabólico foi determinado por um teste oral de tolerância à glucose (TGO) de 2 horas. As medidas clínicas dos parâmetros periodontais registados em toda a boca incluíram a profundidade de sondagem (grupos PD < 3,5 mm e > 3,5 mm), o nível de inserção (CAL), o índice de placa (PI) e a hemorragia gengival à sondagem (BOP), todos determinados em 6 locais por dente. A atividade de explosão respiratória dos neutrófilos (PMN) foi avaliada por quimiluminiscência (CL) estimulada por Formil-metionil-leucil-fenilalanina (FMLP). O nível de anticorpos no soro contra várias espécies bacterianas foi medido por ELISA indireto. Os resultados mostraram que as médias de PI, BOP, PD e AL nos grupos de teste não foram estatisticamente diferentes das dos grupos de controlo. Houve uma diferença estatisticamente significativa na percentagem de locais com PD >3,5 mm entre os indivíduos com HL e os controlos saudáveis. Os doentes com hiperlipidemia apresentaram um número significativamente mais elevado de sextantes com DP aumentada (73,4%) do que os controlos (54,1%). Para a deteção de anticorpos séricos, não foram observadas diferenças na percentagem de soros positivos para um determinado organismo ou na presença desse organismo na placa entre os controlos experimentais e normais. Foi encontrada uma correlação positiva entre os resultados da quimiluminiscência estimulada por OGT e FMLP e os doentes com IGT e HL exibiram uma atividade de explosão respiratória de PMN mais elevada do que os controlos. No entanto, não foi encontrada uma relação significativa entre o IGT e os níveis de doença periodontal, ao passo que a HL parece estar associada a um maior risco de periodontite, possivelmente devido à disfunção dos PMN, tal como indicado pelos aumentos significativos da CL e da PD no grupo HL. Assim, concluiu-se que a tolerância anormal à glicose, que é um fator predisponente para a diabetes mellitus, não parece ser um indicador de risco para a doença periodontal, ao passo que o metabolismo lipídico deficiente parece ser um indicador de risco para a periodontite.

Jansson H et al (2006)[133] realizaram um estudo para analisar, num grupo de indivíduos com diabetes tipo 2 (T2D), (i) a associação entre caraterísticas médicas e doença periodontal grave e (ii) hábitos de cuidados dentários e conhecimentos sobre saúde oral.Cento e noventa e um indivíduos com T2D foram

examinados. Com base na avaliação da altura do osso marginal em radiografias panorâmicas, foram identificados dois subgrupos periodontais: um grupo periodontalmente doente (DP+) e um grupo periodontalmente saudável (DP--). Todos os indivíduos preencheram um questionário sobre a sua saúde médica e oral. Vinte por cento dos indivíduos foram classificados como PD+. Este facto foi verificado através de parâmetros clínicos. Os indivíduos com DP+ apresentavam níveis mais elevados de hemoglobina A1c (HbA1c) e uma maior prevalência de complicações cardiovasculares. Também era menos provável que fossem de origem escandinava e mais provável que fumassem do que o grupo com DP--. O grupo com DP+ classificou a sua saúde oral como má e acreditava que o T2D tinha influência no seu estado oral. Os indivíduos com DM2 devem ser informados sobre o aumento do risco de doença periodontal quando sofrem de DM2.

Javed F et al (2007)[134] realizaram um estudo para comparar as condições periodontais entre indivíduos com diabetes tipo 2 e controlos não diabéticos. Um total de 75 indivíduos (31 homens e 44 mulheres) e 99 pacientes não diabéticos (51 homens e 48 mulheres) participaram no estudo. O exame periodontal incluiu o registo do índice de placa (IP), da hemorragia à sondagem (BOP) e da profundidade de sondagem (PD). Os níveis aleatórios de glicose no sangue foram registados e a perda óssea marginal (MBL) dos pré-molares e molares foi medida digitalmente em ortopantomografias digitalizadas. Os resultados mostraram que os indivíduos com diabetes tipo 2 mal controlada tinham um aumento da perda óssea marginal nos molares e pré-molares superiores em comparação com os indivíduos com diabetes tipo 2 bem controlada.

Os indivíduos com diabetes tipo 2 tinham mais dentes em falta em comparação com os controlos. PI, BOP, e PD de 4 a <6 mm estavam aumentados em indivíduos com diabetes tipo 2 mal controlada em comparação com aqueles com diabetes tipo 2 bem controlada. Não houve diferença entre os grupos de diabéticos quando a DP era >6 mm. Por conseguinte, concluiu-se que os indivíduos com diabetes tipo 2 apresentavam MBL, BOP e PD de 4 a <6 mm aumentados em comparação com os controlos, indicando que a diabetes é um fator de risco importante para a causa da doença periodontal.

Gracia D et al (2014)[135] realizaram um estudo transversal para examinar a associação entre periodontite, diabetes e controlo glicémico. Os dados do NHANES para os anos de 2009 a 2012 foram analisados neste estudo. O estado de periodontite de cada participante foi avaliado através do exame periodontal de boca inteira. O estado de diabetes auto-relatado foi definido como sim ou não. O controlo glicémico foi avaliado utilizando dados de glicohemoglobina em pontos de corte de 7%, 7,5%, 8%, 8,5% e 9%. Foram incluídos no estudo 7047 adultos, com 30 anos ou mais. Os resultados mostraram que a maioria dos doentes tinha entre 50 e 64 anos e que os doentes com periodontite tinham entre 35 e 49 anos. Os níveis médios de glicohemoglobina para indivíduos com e sem periodontite eram de 5,9% e 5,6%, aumentando para 7,4% e 7% para os participantes com diabetes. Além disso, o estado de diabetes auto-referido não foi associado à existência de periodontite. Concluiu-se, portanto, que os níveis de glicohemoglobina estavam significativamente associados à periodontite, mas não ao estado auto-referido.

Referências

- Alba-Loureiro T.C., Munhoz C.D., Martins J.O., Cerchiaro G.A., Scavone C., Curi R. Sannomiya P. , Neutrophil function and metabolism in individuals with diabetes mellitus. Braz J Med Biol Res 2007; 40:1037-1044

- Andersen Pontes, Flyvbjerg Allan, Buschard, Karsten , Holmstrup Palle. Relação entre periodontite e diabetes: Lições de estudos com roedores. J Periodontol 2007; 78:1264-1273.

- Bridges RB, Anderson JW, Saxe SR, Gregory K, Bridges SR. Periodontal status of diabetic and non-diabetic men: effects of smoking, glycemic control, and socioeconomic factors. *J Periodontol* 1996; 67(11): 1185-92.

- Caenazzo A., Peitrogrande F., Polato G., Sartori D., Girolami A., Decreased platelet mitogenic activity in patients with diabetes mellitus, Haematologia (Budap). 1991; 24(4):241-247.

- Chen I. The Surgeon General's report on oral health: implications for research and education (O relatório do Cirurgião Geral sobre saúde oral: implicações para a investigação e educação). *N Y State Dent J* 2000; 66(9):38-42.

- Ciantar M., Gilthorpe MS., Hurele SJ., Newman HN., Wilson M., Spratt DA., Capnocytophaga spp. em pacientes com periodontite que manifestam diabetes mellitus. J Periodontol 2005; 76:194-203.
- Fernandez-Real JM, Ricart W. Insulin resistance and chronic cardiovascular inflammatory syndrome. Endocr Rev 2003; 24:278-301.
- Firatli E. A relação entre o estado clínico periodontal e a diabetes mellitus insulino-dependente. Resultados após 5 anos. *J Periodontol* 1997; 68(2): 136-40.
- Genco DDS, PhD, Robert J., Walter Cohen DDS, e Brian Mealey DDS, *MS.Periodontal Medicine.* Por Louis F. Rose DDS, MD. Saint Louis: B.C. Decker, 2000
- Grimble RF. Inflammatory status and insulin resistance (Estado inflamatório e resistência à insulina). Curr Opin Clin Nutr Metab Care 2002; 5: 551-559.
- Grossi SG. Tratamento da doença periodontal e controlo da diabetes: Uma avaliação da evidência e necessidade de investigação futura. Ann Periodontol 2001; 6:138-145.
- Gul N, Ozsoy N. A ultra-estrutura dos capilares na gengiva de ratos diabéticos induzidos por aloxana. Cell Biochem Funct 2003; 21:311-315.
- Guyton AC, Hall JE. Textbook of medical physiology. 12th ed. Philadelphia: Elsevier Saunders; 2010.
- Lacopino AM., Diabetic periodontitis: possible lipid-induced defect in tissue repair through alteration of macrophage phenotype and function. Oral Dis

1995; 1:214-229.

- Khader YS., Dauod AS., El-Qaderi SS., Akafajei A., Batayha WO., Estado periodontal dos diabéticos em comparação com os não diabéticos: uma meta-análise. J Diabetes Complications 2006; 20:59
- Laila E, Lamster IB, Stern DM, Schmidt AM. Recetor para produtos finais de glicação avançada, inflamação e doença periodontal acelerada na diabetes: Mechanisms and insights into therapeutic modalities. Ann Periodontol 2001; 6:113-118.
- Li X, Kolltveit KM, Tronstad L, Olsen I. Doenças sistémicas causadas por infecções orais. Clin Microbiol Rev 2000; 13:547-558.
- Matthews D. A Relação entre a Diabetes e a Doença Periodontal. J Can Dent Assoc 2002; 68(3):161-4
- Mealey BL., Oates TW. Diabetes mellitus e doenças periodontais. J Periodontal. 2006 Ago; 77:1289-1303.
- Moore PA, Weyant RJ, Mongelluzzo MB, Myers DE, Rossie K, Guggenheimer J, e outros. Type 1 diabetes mellitus and oral health: assessment of periodontal disease. *J Periodontal* 1999; 70(4):409-17.
- Palmer R., Soory M.. Factores de modificação: Diabetes, puberdade, gravidez e menapose e tabagismo, p:178-183.In: Periodontologia clínica e implantologia. Eds: Lindhe J., Karring T., Lang NP., 2003, 4ª ed., Blackwell Munksgaard.
- Papapanou PN. Workshop Mundial de Periodontia Clínica de 1996. Doenças periodontais: epidemiologia. Ann Periodontal 1996: 1: 1-36.
- Salvi G, Behnaz Yaida, Collins J, Jones B, Smith F,Arnold R et al. Inflammatory Mediator Response as a Potential Risk Marker for Periodontal Diseases in Insulin-Dependent Diabetes Mellitus Patients J Periodontal 1997;68:127-135.

• Salvi GE, Beck JD, Offenbacher S. Respostas de PGE_2 , IL-1 beta e TNF-alfa em diabéticos como modificadores da expressão da doença periodontal. Ann Periodontal 1998; 3:40-50.

• Sandberg GE, Sundberg HE, Fjellstrom CA, Wikblad KF. Diabetes tipo 2 e saúde oral. A comparison between diabetic and non-diabetic subjects. *Diabetes Res Clin Pract* 2000; 50(1):27-34.

• Saremi A, Nelson RG, Tulloch-Reid M, Hanson RL, Sievers ML, Taylor GW, Shlossman M, Bennett PH, Genco R, Knowler WC. Doença periodontal e mortalidade na diabetes tipo 2. Diabetes Care 2005: 28: 27-32.

• Schmidt A, Weidman E, Lail E et al. Os produtos finais de glicação avançada (AGEs) induzem stress oxidante na gengiva: um potencial mecanismo subjacente à doença periodontal acelerada associada à diabetes. J Periodontal Res 1996;31:508-515

• Seppala B, Sorsa T, Ainamo J. Análise morfométrica das alterações celulares e vasculares do tecido conjuntivo gengival na diabetes insulino-dependente de longa duração. J Periodontol 1997; 68:1237-1245

• Skrepcinski FB, Niendorff WJ. Doença periodontal em índios americanos e nativos do Alasca. *J Public Health Dent 2000;* 60(Suppl 1):261-6.

• Sorsa T, Ingman T, Suomalainen K et al. Fonte celular e inibição por tetraciclina da colagenase do fluido crevicular gengival de pacientes com diabetes mellitus lábil. J Clin Periodontol 1992; 19(2): 146-149.

• Taylor GW, Burt BA, Becker MP, Genco RJ, Shlossman M. Controlo glicémico e progressão da perda óssea alveolar na diabetes tipo 2. Ann Periodontol 1998; 3(1):30-9.

• Thorstenson H, Kuylenstierna J, Hugosson A, Estado médico e complicações em relação à experiência de doença periodontal em diabéticos insulino-dependentes. J Clin Periodontol 1996; 123:194-202

- Tsai C, Hayes C, Taylor GW. Controlo glicémico da diabetes tipo 2 e doença periodontal grave na população adulta dos EUA. Community Dent Oral Epidemiol 2002: 30: 182-192

CAPÍTULO 5

GENÉTICA

A periodontite é uma doença multifatorial para a qual são propostos vários factores de risco e de suscetibilidade na história natural da periodontite. Num estudo longitudinal clássico sobre a história natural da periodontite, Loe et al verificaram que, entre os indivíduos com uma higiene oral deficiente e sem acesso a cuidados dentários, alguns desenvolviam a doença a um ritmo acelerado, enquanto outros apresentavam pouca ou nenhuma doença. Esta variação deve ter sido atribuída a componentes não reconhecidos do ambiente ou a diferenças entre indivíduos na sua suscetibilidade à doença. Uma vez que a suscetibilidade do hospedeiro pode ser descrita em termos de variação genética, um foco relativamente recente em periodontologia tem sido a quantificação do risco genético e a identificação de variantes genéticas específicas que determinam a suscetibilidade à doença.[136]

A genética é o estudo da herança ou hereditariedade dos seres vivos. É uma ciência abrangente que explora a transmissão de propriedades biológicas de pais para filhos. O genoma humano refere-se a toda a informação genética do ADN no núcleo de uma célula. Os genes são compostos por nucleótidos e estão organizados nos cromossomas dentro do núcleo da célula. A sequência de nucleótidos determina a expressão do gene. Podem existir múltiplas (poli) formas (morfismo) de um gene, e as formas alteradas da estrutura de um gene são designadas por "polimorfismos genéticos".[137] Os polimorfismos surgem como resultado de uma mutação. Uma alteração que muda apenas um único par de bases é chamada de mutação pontual. A forma mais comum de mutação pontual é a transição, que compreende as substituições de um nucleótido por outro e o local que alberga essas alterações é denominado "polimorfismo de nucleótido único".[138] Os polimorfismos genotípicos também foram associados ao diagnóstico da doença, à gravidade e à presença de bactérias subgengivais. **Stefan Reichert et al** investigaram a relação entre os polimorfismos do Interferão-8 e da Interleucina-12 e certas bactérias periodontopáticas ou índice de hemorragia. Mas nenhum destes polimorfismos foi significativamente relacionado com a presença de periodontite agressiva ou periodontite crónica[139] . **Nibali** encontrou a associação entre os genótipos de IL-6 e Actinobacillus actinomycetemcomitans e Porphyromonas gingivalis numa população mais pequena de indivíduos com periodontite agressiva e crónica. **Nibali et al.** demonstraram que esta associação não se limita aos casos de periodontite agressiva, uma vez que foi encontrada em indivíduos com periodontite grave. Este estudo apoiou a hipótese de que a interação complexa entre o microbiota e o genoma do hospedeiro está na base da suscetibilidade à periodontite[140]

A procura de alelos de suscetibilidade à periodontite é complicada devido a várias razões. Podem existir várias causas para a mesma doença, o que se designa por heterogeneidade etiológica. Diferentes mecanismos genéticos podem conduzir ao mesmo desfecho clínico, o que se designa por heterogenecidade etiológica. Este facto é designado por heterogeneidade genética.[136]

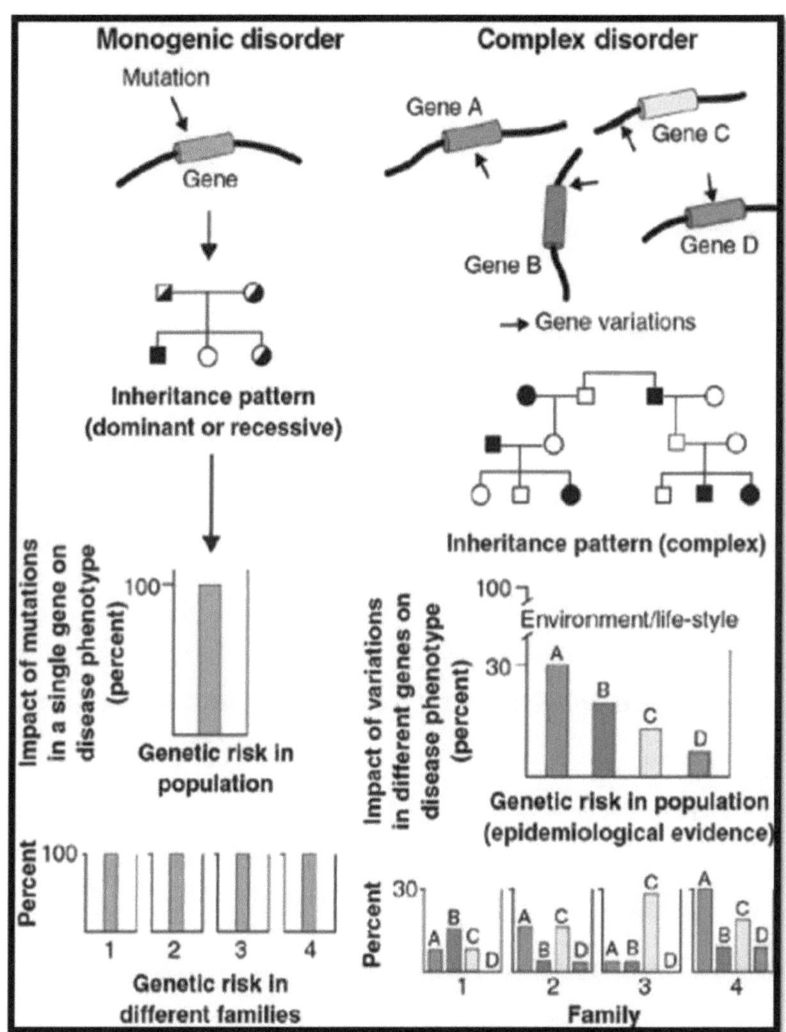

Fig 1: Vários padrões de herança

POLIMORFISMO DO GENE DA CITOCINA

INTERLEUQUINA E FACTOR DE CRESCIMENTO TUMORAL a - POLIMORFISMO

A IL-1 e o TNF-a desempenham um papel importante na patogénese da periodontite. Os níveis de IL-1 e TNF-a estão aumentados no fluido crevicular gengival na periodontite e estas citocinas encontram-se em níveis mais elevados nos tecidos periodontais inflamados em comparação com os tecidos gengivais saudáveis. Foram observadas diferenças interindividuais determinadas geneticamente na produção de IL-1 e TNF-a por células mononucleares do sangue periférico ou leucócitos orais isolados de indivíduos com e sem doença periodontal. O polimorfismo no grupo de genes da interleucina-1 (IL-1) (genótipo IL-1) pode alterar a resposta inflamatória de uma pessoa aos agentes patogénicos periodontais e aumentar significativamente o risco de doenças graves. O primeiro estudo que relatou polimorfismos para os genes IL-1 em relação à periodontite foi apresentado por Kornman et al.1997. Concluiu que o genótipo composto da IL-1 poderia ser considerado um fator de gravidade putativo para a periodontite em caucasianos .[141]

A sensibilidade e especificidade do modelo IL-1 "Genótipo positivo" foi descrita por **Kornman et al, 1997. Diehl et al. (1999)** demonstraram a associação entre o cluster do gene IL-1 e a periodontite agressiva, mas numa direção diferente das anteriores. Confirmou que o cluster do gene IL-1 actua como fator de suscetibilidade putativo para a periodontite.[142]

Anne Havemose - Poulsen et al. demonstraram que, em pacientes com periodontite agressiva localizada, o alelo 2 da IL - 1 estava associado a níveis significativamente mais elevados de IL - 1 a, 6, 10 e TNF-a, enquanto o alelo 2 da IL - 10 estava associado a níveis significativamente mais baixos da mesma citocina[143] . **Moreira PR Costa et al.** avaliaram a associação do polimorfismo do gene IL - 1A em indivíduos brasileiros com diferentes formas clínicas e severidade de periodontite e demonstraram uma associação significativa entre os dois.[144]

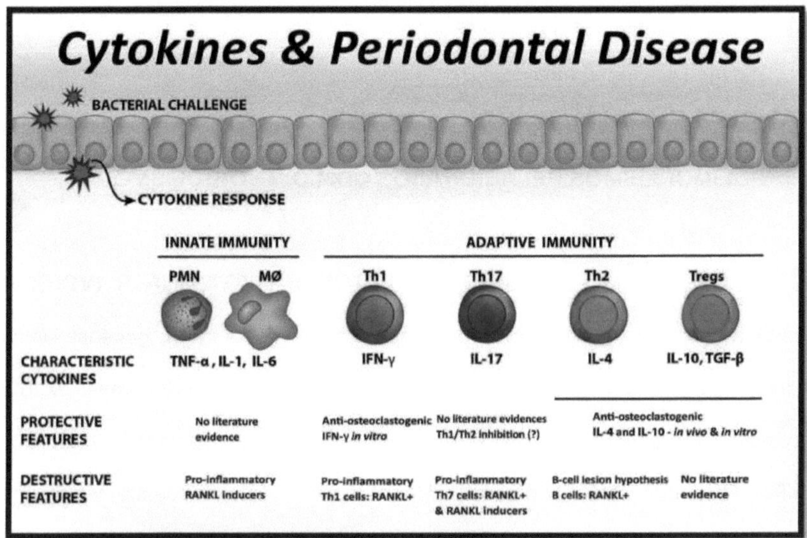

Fig 2: Papel das citocinas na doença periodontal

POLIMORFISMOS DO GENE DO RECEPTOR

POLIMORFISMOS DO GENE do recetor Fc gama (FcyR): Os leucócitos das linhagens mioide e linfoide expressam receptores (FcyR) para a região constante (Fc) das moléculas de imunoglobulina G. De facto, os FcyR encontram-se numa grande variedade de células imunitárias nos tecidos periodontais. É provável que os FcyRs desempenhem um papel na patogénese da periodontite como uma ponte entre o sistema celular e o sistema humoral. ramos do sistema imunitário. Os genes FcyR dos leucócitos encontram-se no cromossoma 1 e codificam três classes principais de receptores: FcyRI (CD64), FcyR II (CD32) e FcyR III (CD16).

Estas classes estão ainda divididas em subclasses: **FcyRI a e b, FcyR II a, b, e c eFcyR III a e b.**

O FcyR IIIb é o recetor de IgG mais abundantemente expresso nos neutrófilos. Verificou-se que a taxa de transporte do alelo N (FcyR II H131) é mais elevada em indivíduos com PA do que em controlos.[145]

POLIMORFISMOS RELACIONADOS COM O METABOLISMO

POLIMORFISMO DO GENE RECEPTOR DA VITAMINA D (VDR): A vitamina D e os seus receptores desempenham um papel na fagocitose pelos monócitos e afectam a diferenciação monocítica. O recetor da vitamina D exerce um efeito sobre potentes citocinas osteoclastogénicas, incluindo IL-1, IL-6 e TNF-a. Na síntese de ARNm de macrófagos in vitro, o VDR medeia estes efeitos através de uma variedade de mecanismos, incluindo a regulação da transcrição, a estabilidade do ARNm, as modificações pós-tradução e a estabilização dos produtos genéticos. O gene VDR apresenta vários polimorfismos, localizados tanto na parte codificante como na parte não codificante do gene.[146]

Li et al verificaram no seu estudo que o polimorfismo F O K I do gene do recetor da vitamina D pode estar associado à periodontite agressiva generalizada em pacientes chineses. O transporte do alelo F aumenta o risco de desenvolver peridontite agressiva generalizada.[147] Nibali et al verificaram que o polimorfismo Taq - 1 TT do recetor da vitamina D estava moderadamente associado tanto à presença como à progressão da periodontite em fumadores, ao passo que não foi detectada qualquer associação em indivíduos não fumadores.[148]

POLIMORFISMO DO GENE DA METALLOPROTEINASE DA MATRIZ: A degradação das fibras de colagénio e de outros componentes da matriz extracelular na periodontite resulta da atividade das metaloproteinases da matriz

(MMP's). As MMP's compreendem uma família de enzimas proteolíticas estruturalmente e funcionalmente relacionadas que desempenham um papel essencial na remodelação e reparação dos tecidos associados ao desenvolvimento e à inflamação. A MMP-9 (também

conhecida como gelatinase B e colagenase de tipo IV de 92 kDa) é uma das MMP que actua contra os colagénios desnaturados (gelatina) e os colagénios de tipo IV, V e XI, para além dos proteoglicanos e da elastina. A região codificadora está situada no cromossoma 20q11.2-13.1 e foram detectadas várias variações no gene MMP-9. O SNP na posição -1562 deve-se a uma substituição de C para T. Esta substituição resulta na perda da proteína de ligação nuclear a esta região do promotor do gene MMP-9 e num aumento da atividade transcricional nos macrófagos. Assim, os indivíduos com o alelo T têm níveis plasmáticos aumentados de MMP-9.[149]

POLIMORFISMO RELACIONADO COM O RECONHECIMENTO DE ANTIGÉNIOS

POLIMORFISMO DO GENE HLA: O antigénio leucocitário humano (HLA) está envolvido na resposta imunitária humoral geneticamente predeterminada através do reconhecimento de antigénios estranhos. Nos seres humanos, as moléculas clássicas de classe I do complexo principal de histocompatibilidade (MHC) (HLA-A, B e C) são expressas em células que pesquisam as células hospedeiras, incluindo as células B, as células T, os macrófagos e as células acessórias, para detetar a presença de péptidos estranhos. Os genes MHC são os genes mais polimórficos presentes no genoma de todas as espécies analisadas. Foi sugerido que os doentes com o genótipo HLA- DRB1* 1501-DQB1* 0602 podem ter uma resposta acelerada das células T a P. Gingivalis e uma maior suscetibilidade à periodontite de início precoce em doentes japoneses.[150,151]

POLIMORFISMOS DO RECEPTOR DE N-FORMIL-L-METIONIL-L-FENILALANINA:

O N-Formil-L-metionil-L-fenilalanina (fMLP) é um análogo estrutural de produtos bacterianos que está envolvido na quimiotaxia dos neutrófilos. Os receptores de fMLP estão também envolvidos na ativação e subsequente resposta a certos estímulos quimiotácticos. Os genes do recetor fMLP estão localizados no cromossoma 19. O gene do recetor fMLP foi examinado e verificou-se que duas alterações de uma única base nucleotídica (329T/C e 378C/G) estavam associadas à periodontite agressiva.[152]

TESTE DE SUSCEPTIBILIDADE GENÉTICA PST

O teste genético PST é, pela primeira vez, uma forma fiável de avaliar o risco genético de um indivíduo para a doença periodontal, a causa mais comum de perda de dentes. O teste genético PST (teste de suscetibilidade periodontal) identifica os pacientes que têm variações específicas nos genes IL-A e IL-B. A investigação indica que os pacientes que têm este perfil genético podem ter um risco 3 a 7 vezes maior de doença periodontal e um risco 3 vezes maior de perda de dentes. Um resultado PST positivo não significa que uma pessoa irá necessariamente desenvolver doença periodontal, cuja suscetibilidade é multifatorial e o teste genótipo-positivo para o polimorfismo da IL-1 (PST positivo) não determina exclusivamente se uma pessoa irá desenvolver uma doença periodontal. É importante sublinhar que o teste genético da IL-1 é uma ferramenta de avaliação do risco e não um teste de diagnóstico. O risco de gravidade da doença aumenta com a adição de cada fator modificador.[153]

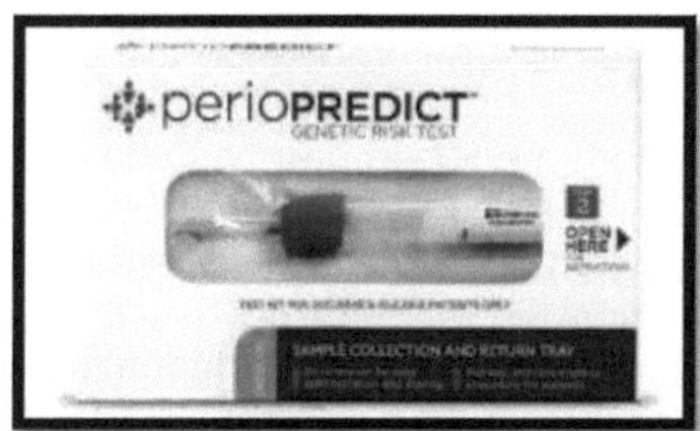

Fig. 3: Teste de suscetibilidade periodontal

VANTAGENS DE CONHECER OS GENES ENVOLVIDOS NO PERIODONTITE

A identificação de genes pode resultar em novos diagnósticos de risco, deteção precoce e abordagens de tratamento individualizadas. A identificação dos genes que contribuem para a patogénese da periodontite pode ter repercussões significativas em termos de saúde pública, terapêuticos e científicos. Os factores ambientais envolvidos na causa das doenças periodontais podem ser modificados ou eliminados.

REVISÃO DA LITERATURA

Kaslick et al (1980)[154] realizaram um estudo para descobrir a associação entre grupos sanguíneos ABO, antigénios HLA e doenças periodontais em jovens adultos. Um total de 238 indivíduos caucasianos com idades compreendidas entre os 13 e os 30 anos constituíram os grupos de estudo para o teste ABO. Os indivíduos foram divididos em grupos normais (53), gengivite ulcerativa necrosante (44), gengivite crónica (58), periodontose {periodontite de progressão rápida (42)} e periodontite (41). Os resultados mostraram que o grupo de gengivite crónica foi significativamente diferente no agrupamento ABO do que o grupo de controlo, tendo os indivíduos com gengivite uma maior percentagem de indivíduos com tipos AB e uma menor percentagem de indivíduos com tipos O. O grupo com periodontose mostrou uma tendência para mais grupos sanguíneos A e B e uma percentagem menor de grupos O do que os controlos. Em comparação com o grupo normal, houve uma redução significativa na frequência do antigénio HLA-2 nos grupos com periodontite e uma tendência para uma frequência reduzida no grupo com periodontose.

Michalowicz B et al (2000)[155] avaliaram as variações genéticas e ambientais na periodontite do adulto (PA) utilizando dados clínicos de uma amostra independente de gémeos adultos e avaliaram também se qualquer variação genética no risco de doença era atribuível à higiene dentária, ao tabagismo ou a outros comportamentos relacionados com a doença. Foram recrutados para o estudo 117 pares de gémeos adultos do mesmo sexo e 87 deles forneceram uma amostra de sangue que foi utilizada para confirmar a zigotia através de métodos de impressão digital do ADN. Com base na impressão digital do ADN, 64 pares de gémeos foram classificados como monozigóticos (MZ) e 53 pares como dizigóticos (DZ). 19 pares (14 MZ, 5 DZ) eram afro-americanos e os restantes eram caucasianos. Havia um número ligeiramente superior de pares femininos do que de pares masculinos nos grupos MZ e DZ. Os indivíduos também preencheram um questionário de história dentária para avaliar os comportamentos relacionados com a doença, incluindo o consumo de tabaco e de outros produtos do tabaco, a frequência de visitas ao dentista e os hábitos de higiene oral baseados na combinação de hábitos de escovagem e de utilização do fio dental. O exame periodontal incluiu a medição da profundidade de sondagem (PD), da distância da junção cemento-esmalte à margem gengival (CEJ-GM), da placa bacteriana (Pl), da gengivite (Gl) e da perda de inserção (AL) em 4 locais de todos os dentes, excluindo os terceiros molares, utilizando uma sonda manual. 30% dos indivíduos eram utilizadores actuais de tabaco, dos quais 85% eram fumadores de cigarros. A proporção de fumadores actuais foi semelhante em ambos os grupos e 6 indivíduos eram antigos consumidores de tabaco. Os resultados do estudo sugeriram que os gémeos MZ eram mais semelhantes do que os gémeos DZ para todas as medidas clínicas. Foi encontrada uma variância genética estatisticamente significativa tanto para a gravidade como para a extensão da doença. Estimou-se que a PA tinha aproximadamente 50% de hereditariedade, que não foi alterada após ajustamentos para variáveis comportamentais, incluindo o tabagismo. Em contraste, embora os gémeos MZ também fossem mais semelhantes do que os gémeos DZ para as pontuações da gengivite, não houve evidência de hereditariedade para a gengivite depois de as covariáveis comportamentais, como a utilização de cuidados dentários e o tabagismo, terem sido incorporadas nas análises. Por conseguinte, concluiu-se que as variações genéticas para a profundidade de sondagem e a perda de inserção não podiam ser atribuídas a comportamentos relacionados com a doença, tais como o tabagismo, os hábitos de higiene oral e a utilização de serviços dentários. A componente hereditária da periodontite era, portanto, provavelmente de natureza biológica e reflectia variações geneticamente determinadas nas defesas imunológicas do hospedeiro.

Meisel P et al (2003)[156] realizaram um estudo para elucidar o papel do polimorfismo da IL-1 como fator de risco para doenças periodontais numa população selecionada aleatoriamente. Foi dada especial atenção à história de tabagismo dos indivíduos para que a interação entre o tabagismo, o genótipo e a doença periodontal pudesse ser elucidada. No Estudo de Saúde na Pomerânia

(SHIP), foram selecionados aleatoriamente 3148 indivíduos da população e estratificados por sexo e idade. O estado e os hábitos tabágicos de todos os indivíduos foram avaliados através de um extenso questionário. A avaliação do estado periodontal incluiu a profundidade de sondagem, a perda de inserção, a hemorragia à sondagem e a presença de placa bacteriana. Do grupo de estudo completo, com idades compreendidas entre os 40 e os 60 anos, 1085 indivíduos foram submetidos a uma análise genotípica para determinação do polimorfismo composto do genótipo da interleucina-1 em relação aos parâmetros periodontais. Nesta análise, apenas nos fumadores o genótipo da IL-1 foi significativamente associado à extensão da perda de inserção. Além disso, os indivíduos fumadores perderam mais dentes do que os seus homólogos não fumadores, independentemente do genótipo IL-1. Em conclusão, as acções sinérgicas do tabagismo e dos factores genéticos relacionados com a IL-1 podem explicar a associação dos factores de risco.

Referências

- Bonfil J J, Dillier FL, Mercier P, Reviron D, Foti B, Sambuc R, *et al.* Um estudo de caso-controlo sobre o papel do HLA DR4 na peridontite grave rapidamente progressiva. J Clin Periodontol 1999;26:77-84.
- Diehl SR, Wang Y, Brooks CN, Burmeister JA, Califano JV, Wang S, *et al.* Desequilíbrio de ligação dos polimorfismos genéticos da interleucina-1 com a peridontite de início precoce. J Periodontol 1999;70:418-30.
- Havemose-Poulsen A, Sorensen LK, Bendtzen K, Holmstrup P. Polimorfismos no grupo de genes IL - 1: Efeitos nos perfis de citocinas no sangue periférico e em culturas de células de sangue total de pacientes com periodontite agressiva, artrite idiopática juvenil e artrite reumatoide. J Periodontol 2007;78:475-92.

- Kornman KS, Crane A, Wang HY, di Giovine FS, Newman MG, Pirk FW, *et al.* O genótipo da interleucina-1 como fator de gravidade na doença periodontal do adulto. J Clin Periodontol 1997; 24:72-7.
- Li S, Yang MH, Zeng CA, Wu WL, Huang XF, Ji Y, *et al.* Associação dos polimorfismos do gene do recetor da vitamina D em pacientes chineses com periodontite agressiva generalizada. J Periodontal Res 2008;43:360-3.
- Lindhe, Karring, Lang. A genética em relação à periodontite. Clin Periodontol Implant Dent 2003; 4:387-97.
- Loos BG, Leppers-van de Straat, vander Veldon U. Polimorfismos do gene do recetor Fey em relação à periodontite. J Clin Periodontol 2003; 31:345-50.
- Michalowicz B.S., Diehl SR., Gunsolley J.C., Sparks B.S., Brooks C.N., Koertge T.E., Califano J.V., Burmeister J.A. e Schenkein H.A. Evidence of a substantial genetic basis for risk of adult periodontitis. J Periodontol 2000: 71: 1699-1707.
- Moreira PR, Costa JE, Gomez RS, Gollob KJ, Dutra WO. O polimorfismo do gene IL 1A [- 889] está associado à doença periodontal crônica em uma amostra de indivíduos brasileiros. J Periodontal Res 2007;42:23-30.
- Nibali L, Parkar M, D'Aiuto F, Suvan JE, Brett PM, Griffiths GS, *et al.* O polimorfismo do recetor da vitamina D interage com o tabagismo na presença e progressão da periodontite. J Clin Periodontol 2008;35:561-7.
- Nibali L, Tonetti MS, Ready D, Parkar M, Brett PM, Donos N, *et al.* Os polimorfismos da interleucina -6 estão associados a bactérias patogénicas em indivíduos com periodontite. J Periodontol 2008; 679:677-83.
- Reichert S, Machulla HK, Klapproth J, Zimmermann U, Reichert Y, Glaser C, *et al.* Polimorfismos dos genes do interferão gama e da interleucina 12

e a sua relação com a periodontite agressiva e crónica e com os principais agentes patogénicos periodontais. J Periodontol 2008; 79:1434-43.

- Rose LF, Genco J, Mealy. Papel da genética na avaliação, risco e gestão da Periodontite. Periodontal Med 2000;1:45-62.
- Schork NJ, Fallin D, Lanchbury JS. Single nucleotide polymorphisms and the future of genetic epidemiology (Polimorfismos de nucleótido único e o futuro da epidemiologia genética). Clin Genet 2000;58:250-64.
- Selvaraj P, Chandra G, Jawahar MS, Rani MV, Rajeshwari DN, Narayanan PR. Regulatory role of vitamin D recetor gene variants of Bsml, Apal, Tag I, and Fokl polymorphisms on macrophage phagocytosis and lymphoproliferative response to *Mycobacterium tuberculosis* antigen in pulmonary tuberculosis. J Clin Immunol 2004;24:523-32.
- Shapira L, Wilensky A, Kinane DF. Effect of genetic variability on the inflammatory response to periodontal infection (Efeito da variabilidade genética na resposta inflamatória à infeção periodontal). J Clin Periodontol 2005;32:72-86.
- Takashiba S, Ohyama H, Oyaizu K, Kogoe-Kato N, Murayama Y. Genetics for susceptibility to early onset periodontitis. J Periodontal Res 1999;34:374-8.
- Van Dyke TE, Serhan CN. Resolução da inflamação: um novo paradigma para a patogénese da doença periodontal. J Dent Res 2003;31:82:2.
- Vijayalakshmi R, Geetha A, Ramakrishnan T, Emmadi P. Genetic polymorphisms in periodontal diseases: An overview. Indian J Dent Res 2010; 21:568-74.

CAPÍTULO 6

STRESS

Hipócrates considerava a saúde como um equilíbrio harmonioso dos elementos que constituem a qualidade de vida, enquanto a doença representava uma perturbação da harmonia entre esses elementos. No século XVII, **Sydenham** sugeriu que os estados patológicos representavam doenças de adaptação - falha dos processos adaptativos em restaurar o bem-estar.[157] **Selye** cunhou o termo "Stress". Foi ele o responsável por dar ao stress a importância que tem atualmente em relação à disputa entre saúde e doença. Selye definiu as forças que tinham o potencial de desafiar a capacidade adaptativa do organismo como "stressores" e afirmou que os stressores podiam ser físicos ou mentais (por exemplo, emocionais). Reconheceu que os factores de stress que actuam para produzir alterações no organismo podem ser positivos, que ele definiu como "Eustress", ou negativos, que ele definiu como "Distress". **Selye** também postulou que o mecanismo de ação central à fenomenologia do stress era a ativação do eixo adreno-cortico-hipofisário. A doença de adaptação resultava de uma angústia crónica intensa, em grande parte incontrolável. Assim, a angústia crónica era vista como contribuindo potencialmente para doenças de adaptação como as úlceras pépticas, a artrite, a asma e outras condições patológicas mediadas pela inflamação.[158] O stress é definido como uma transação total, desde a procura até à resolução, em resposta a um encontro ambiental que requer avaliação, enfrentamento e adaptação por parte do indivíduo. O coping é a resposta do indivíduo ao stress (emocional e físico). Tipos: Stress ocupacional: Por exemplo, atletas, pugilistas, cortadores de diamantes. Stress involuntário: Por exemplo, soldados, recuperação de anestesia geral. Stress voluntário: Por exemplo, dançarinos, músicos. O stress faz parte da condição humana, que está universalmente presente, mas em graus variáveis e com efeitos diferentes nos indivíduos.[159] O stress é compatível com uma boa saúde, sendo muito necessário para enfrentar os desafios da vida quotidiana. O problema começa quando a resposta ao stress é inadequada à dimensão do desafio.

Stress e sistema imunitário:

Numa revisão, **Biondi (2001)** mostra o impacto de várias condições psicossomáticas no sistema imunitário. O stress pode resultar na desregulação do sistema imunitário, mediada principalmente pelo *eixo hipotálamo-hipófise-adrenal* e pelo *eixo simpático adrenal-medular,*[160] . Pensa-se que ***o eixo hipotálamo-hipófise-adrenal (HPA)*** e o seu produto final, o cortisol, são importantes mediadores da relação entre a experiência de vida stressante e os resultados em termos de saúde.A função do cortisol é deprimir o sistema imunitário, diminuindo as secreções de IgA e IgG. A resposta HPA é uma componente do sistema adaptativo do organismo para manter a função em circunstâncias ambientais variáveis. A reação sistémica que afecta o organismo (ou) produz uma alteração inespecífica inter-relacionada dos tecidos resultante da exposição contínua ao stress foi designada **por síndrome de adaptação geral (SAG),**[161] . Pensa-se que o sistema é um grupo de mecanismos psicológicos que representam uma tentativa do organismo de resistir aos efeitos nocivos do stress. Foram identificadas três fases de síndromes

1. A resposta inicial **(A reação ao alarme).**

2. A adaptação ao stress **(fase de resistência).**

3. A fase final é marcada pela incapacidade de manter a adaptação ao stress **(fase de exaustão).**

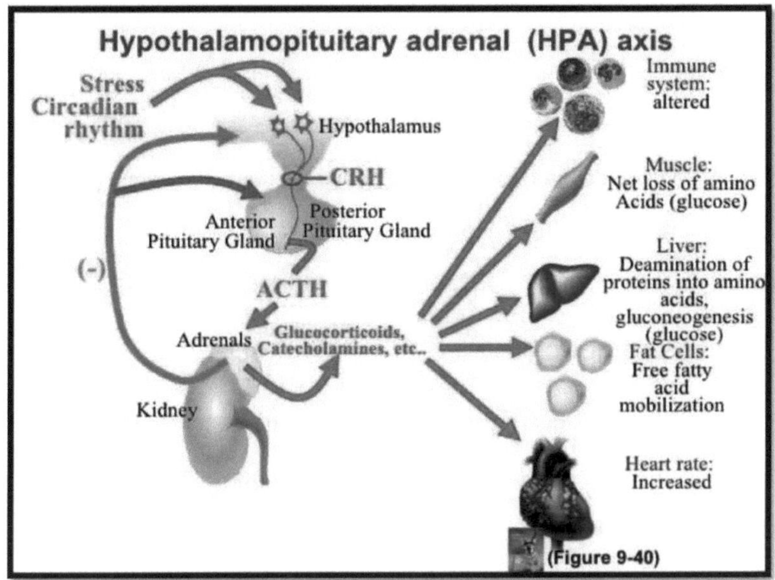

Fig 1: Eixo hipotálamo-hipófise-adrenal (HPA)

Ação do cortisol

Quando ativado pelo stress, o hipotálamo liberta hormonas libertadoras de corticotrofina no nível que liga o hipotálamo à pituitária anterior. Isto faz com que a pituitária anterior segregue a hormona ACTH para a corrente sanguínea. Quando chega ao córtex suprarrenal, a ACTH estimula a libertação de glucocorticóides sob a forma de cortisol. O eixo HPA é regulado num sistema completo de feedback negativo com ação inibidora dos glucocorticóides circulatórios. O nível básico de cortisol nos seres humanos é de 10-6pg, mas nas horas da manhã é de 20 pg. Nas pessoas que têm uma rotina normal de sono e atividade diurna, o nível de cortisol é de 5 pg entre as 22h00 e as 4h00 da manhã.[162]

Sistema nervoso simpático:

É a segunda via a ser activada pelo stress no sistema nervoso simpático.

O stress pode atuar sobre o sistema nervoso autónomo, activando as fibras que inervam os tecidos do sistema imunitário. O sistema nervoso simpático tem um papel na ativação das células imunitárias reguladoras. A ativação deste sistema no stress é, na verdade, protetora, na medida em que fornece energia para lidar com o stressor. Todas estas respostas imunitárias são críticas para a resposta imunitária-inflamatória normal aos "agentes patogénicos periodontais".[163]

STRESS E PERIODONTO

Os pioneiros que sugeriram que o stress psicológico poderia desempenhar um papel como agente etiológico da doença periodontal foram **Dean e Dean (1945) e Schluger (1949).**[164]

O stress, a angústia e os comportamentos de confronto são considerados indicadores importantes da doença periodontal.[165] Os factores psicossociais podem modificar o estado periodontal através de alterações comportamentais relacionadas com a higiene oral, o tabagismo, a ingestão de alimentos, o bruxismo e o consumo de drogas. Para além disso, os mecanismos através de vias fisiológicas podem influenciar os tecidos periodontais através de alterações na saliva, alterações na circulação sanguínea gengival, desequilíbrios endócrinos e alterações na resistência do hospedeiro.

Os efeitos psiconeuroimunológicos foram confirmados por descobertas de funções imunitárias mais fracas em pessoas que sofreram acontecimentos de vida stressantes ou stress crónico.[166]

Alterações endócrinas

Embora as interações entre as alterações stress-endócrino-periodontais ainda não sejam bem compreendidas, foram propostas algumas hipóteses.

Suspeita-se que o estado periodontal esteja relacionado com alterações na concentração de corticóides adrenais e com a alteração da resposta dos tecidos orais às toxinas bacterianas e a outras hormonas envolvidas na síndrome de adaptação geral.[167]

Modelo 7[165] ofereceu um modelo esquemático que demonstra o papel potencial que os factores de stress psicossocial podem desempenhar no início de uma cascata de eventos no eixo da hormona libertadora de corticotrofina/HPA, no sistema nervoso autónomo e no sistema nervoso central, cujas consequências fisiológicas são a depressão da imunidade, aumentando a probabilidade de infeção e, especificamente, de doença periodontal. Estudos recentes confirmaram o facto de a concentração de citocinas (IL-6, IL-1 0, etc.) cortisol no GCF ser mais elevada em pessoas com sinais de depressão.[168] '[169] ' '[170171] ■[172]

Negligência da higiene oral É óbvio que uma higiene oral adequada depende parcialmente do estado de saúde mental do doente. Foi referido que as perturbações psicológicas podem levar os doentes a negligenciar a higiene oral e que a consequente acumulação de placa bacteriana é prejudicial para o tecido periodontal. O stress académico foi relatado como um fator de risco para a inflamação gengival com o aumento dos níveis de interleucina-b crevicular e uma diminuição da qualidade da higiene oral. ' ' '[173174175176177] ''[178] Alterações na ingestão alimentar Pensa-se que as condições emocionais modificam a ingestão alimentar, afectando assim indiretamente o estado periodontal. Os factores psicológicos afectam a escolha dos alimentos, a consistência física da dieta e as quantidades de alimentos ingeridos. Isto pode envolver, por exemplo, o consumo de quantidades excessivas de hidratos de carbono refinados e dietas mais suaves que requerem uma mastigação menos vigorosa e, por conseguinte, predispõem à acumulação de placa bacteriana no local de risco aproximado.

O modelo-2[65] , coloca a hipótese de que o stress leva a outras alterações comportamentais, como comer em excesso, especialmente uma dieta rica em gordura, o que pode levar à imunossupressão através do aumento da produção de cortisol.

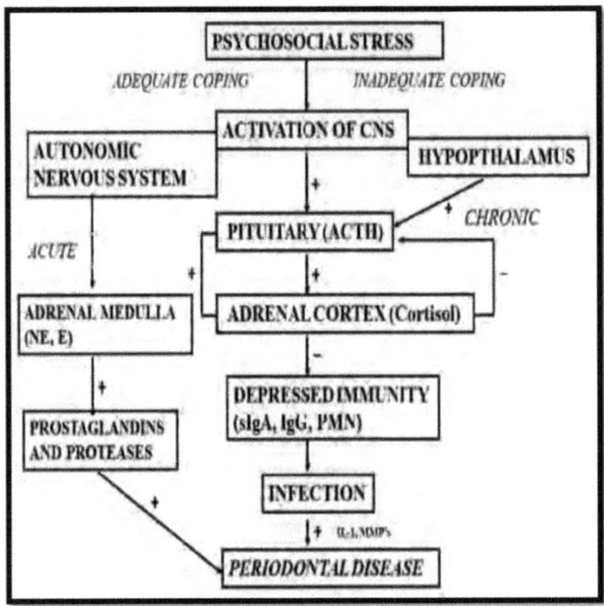

Modelo-1 para os efeitos do stress na doença periodontal

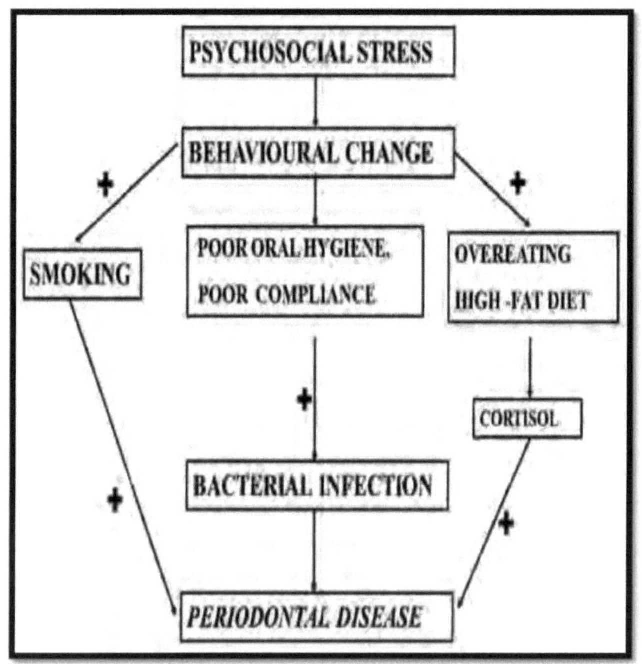

Modelo-2 que explica o papel do stress e os seus efeitos no comportamento que resulta na doença periodontal

Fumar e outros hábitos nocivos

Entre os muitos hábitos orais nocivos, que se acredita serem induzidos por distúrbios emocionais, o tabagismo é possivelmente o mais importante em relação ao agravamento das condições periodontais.[179] A nicotina circulante resulta em (i) vasoconstrição, produzida pela libertação de adrenalina e noradrenalina, que supostamente resulta numa falta de nutrientes para o tecido periodontal; (ii) supressão das respostas de anticorpos secundários in vitro e (iii) inibição da função dos neutrófilos orais.

Circulação gengival

O tónus do músculo liso dos vasos sanguíneos pode ser alterado pelas emoções através do sistema nervoso autónomo. Além disso, em emoções prolongadas ou contínuas, uma constrição constante dos vasos sanguíneos pode alterar o fornecimento de oxigénio e de nutrientes aos tecidos.[180]

Alteração do fluxo salivar e dos seus componentes

Presume-se que tanto o aumento como a diminuição do fluxo salivar, induzidos por perturbações emocionais, podem afetar negativamente o periodonto. A perturbação emocional também pode produzir alterações no pH da saliva e na composição química, como a secreção de IgA. Estas relações entre a fisiologia salivar e o estado psicológico não demonstram necessariamente a causalidade da doença periodontal, mas mostram um caminho no qual a saúde periodontal é influenciada por alterações salivares.[181]

Hábitos orais

As necessidades neuróticas encontram expressão oral. A boca pode ser utilizada para obter satisfação, para exprimir dependência ou hostilidade e para infligir ou receber dor. Chupar, morder, sentir e apalpar podem tornar-se habituais, como acontece com a sucção do polegar, o impulso da língua, a deglutição infantil e o morder da língua, do lábio, da bochecha ou da unha. Estas acções são também observadas no bruxismo, no cerrar dos dentes, no rabiscar dos dentes e no tabagismo. Estes hábitos podem levar à migração dentária, traumatismo oclusal e desgaste oclusal.

Bruxismo

O bruxismo é o cerrar ou ranger dos dentes quando o indivíduo não está a mastigar ou a engolir. O bruxismo tem sido considerado um fenómeno psicossomático multifatorial, com indivíduos que apresentam, por um lado, um tipo de personalidade agressivo, controlador e enérgico (bruxistas sem stress) e, por outro, um tipo de personalidade ansioso e tenso (bruxistas com stress).[182] As avaliações de inventários psicométricos e de saúde sugerem que os bruxistas com stress têm mais sintomas musculares e parecem mais perturbados emocionalmente. O bruxismo tem sido considerado de importância etiológica na doença periodontal inflamatória crónica. No entanto, é difícil encontrar provas científicas para fundamentar esta afirmação, que parece ser basicamente apoiada apenas por observações clínicas.[183]

O stress e a gengivite ulcerosa necrosante aguda

Possivelmente devido à sua natureza (início doloroso agudo, infeção de curta duração, facilidade de diagnóstico e múltiplos factores predisponentes), a UANG é a doença periodontal mais estudada em relação aos factores predisponentes psicossociais.

Foi sugerida uma origem apsicogénica para a ANUG. Os factores psicogénicos predispõem provavelmente à doença, favorecendo o crescimento bacteriano excessivo e/ou enfraquecendo a resistência do hospedeiro.[184]

A resistência dos tecidos do hospedeiro pode ser alterada por mecanismos que actuam através do sistema nervoso autónomo e das glândulas endócrinas, resultando na elevação dos níveis de corticosteróides e catecolaminas. Isto pode reduzir a microcirculação gengival e o fluxo salivar e aumentar a nutrição da Prevotella intermedia e, ao mesmo tempo, deprimir as funções dos neutrófilos e dos linfócitos, o que facilita a invasão e os danos bacterianos. Foi relatado que os doentes com ANUG, em comparação com os controlos, apresentavam:

(i) depressão da quimiotaxia e fagocitose dos leucócitos polimorfonucleares; e

(ii) redução da proliferação de linfócitos após estimulação por um mitogénio não específico.

Uma vez que os doentes com ANUG também estavam mais stressados do que os controlos, os dados sugerem que a depressão de alguns mecanismos de defesa do hospedeiro, em condições de stress, pode ser necessária na patogénese da ANUG. Não é invulgar haver surtos de ANUG entre estudantes universitários durante os exames e pessoas durante o serviço militar.[185]

Stress e periodontite agressiva

Existe uma ligação entre a periodontite agressiva e os factores psicossociais e a perda de apetite. Um estudo de caso-controlo realizado em 1196 indivíduos mostrou que as pessoas com periodontite agressiva estavam mais deprimidas e socialmente isoladas do que as pessoas com periodontite crónica ou o grupo de controlo. A avaliação do estado clínico e microbiológico de pacientes com periodontite de início precoce que tinham recebido cuidados periodontais de apoio a cada 3-6 meses durante um período de 5 anos após o tratamento periodontal ativo mostrou que o stress era uma das variáveis para a progressão da doença periodontal em alguns locais em poucos pacientes.[186]

Stress e doença inflamatória sistémica

Uma série de doenças crónicas recorrentes, para além da doença periodontal, são caracterizadas por um curso flutuante, com doença contínua pontuada por crises de maior gravidade. Está bem estabelecido que as doenças cardiovasculares, a diabetes mellitus, o parto prematuro, a osteoporose, a artrite reumatoide, a doença inflamatória intestinal, o lúpus eritematoso sistémico, etc., estão relacionados com o stress, quer como resposta fisiológica ao stress, quer como resposta comportamental. É possível que o stress seja um fator de risco comum significativo para a diabetes mellitus, as doenças cardiovasculares, o parto prematuro e a osteoporose, bem como para a doença periodontal. É claro que, em cada doença, podem estar presentes diferentes factores de stress e diferentes respostas ao stress. Alternativa ou simultaneamente, o stress que é modificado por percepções de enfrentamento pode dar origem a comportamentos de saúde de risco, que podem afetar o mesmo espetro de doenças crónicas. Os episódios mais graves de todas estas doenças envolvem a ativação da resposta imunitária e um aumento associado da inflamação. O conjunto de provas sobre a relação entre o stress e a atividade da doença parece ser maior para a artrite reumatoide; no entanto, devido aos tipos de tecidos afectados, a informação sobre a doença inflamatória intestinal pode ser particularmente pertinente para a doença periodontal.[187]

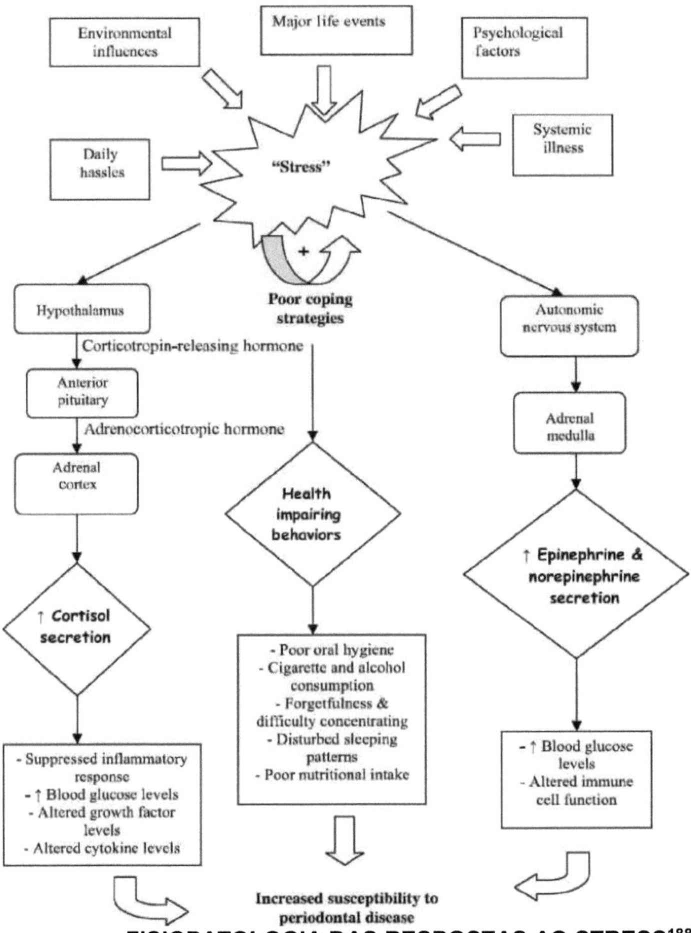

FISIOPATOLOGIA DAS RESPOSTAS AO STRESS[188]

O stress e a cicatrização de feridas

Os doentes com estratégias de enfrentamento desadaptativas têm uma doença mais avançada e uma resposta fraca ao tratamento não cirúrgico, ao passo que foi observada uma correlação positiva na redução da placa dentária e da hemorragia gengival nos doentes com um enfrentamento ativo. Não só protege o local da ferida contra infecções, como também prepara a ferida para a cicatrização e regula a sua reparação. Citocinas como a IL-1, IL-8 e TNF são extremamente importantes no recrutamento de células fagocíticas para limpar o tecido danificado e para regular a reconstrução por fibroblastos e células epiteliais. O stress pode suprimir determinados aspectos da resposta imunitária celular, como a estimulação mitogénica, a produção de anticorpos e de citocinas e a atividade das células NK. Além disso, uma vez que o stress desregula a resposta inflamatória e imunitária, o stress pode alterar o curso da cicatrização de feridas orais e afetar a gestão de outras doenças orais, por exemplo, a periodontite. O impacto do stress na cicatrização de feridas periodontais pode ser influenciado por factores que podem ser classificados em duas categorias: "comportamentos que prejudicam a saúde", como uma má higiene oral, e factores que têm efeitos fisiopatológicos, como perfis de citocinas alterados.[189]

Health-impairing behaviors	Pathophysiological effects
Poor oral hygiene Increased consumption of cigarettes Increased alcohol consumption Forgetfulness and difficulty concentrating Disturbed sleeping patterns Poor nutritional intake	Higher glucocorticoid levels (cortisol) and higher catecholamine levels (epinephrine and norepinephrine), which may lead to any or all of the following: Hyperglycemia, which may impair neutrophil function and impair the initial phase of wound healing Reduced levels of growth hormone, which may down-regulate the tissue repair response Altered cytokine profiles, which may affect recruitment of cells important to wound remodeling, such as macrophages and fibroblasts Reduced tissue matrix metalloproteinase levels, leading to impaired tissue turnover and reduced wound remodeling Decreased natural killer cell levels, reducing the host ability to mount an appropriate immune response to periodontal pathogens Altered Th1/Th2 ratio, leading to an increased susceptibility to periodontal disease

Th1, T helper 1 cell; Th2, T helper 2 cell.

MECANISMOS PELOS QUAIS O STRESS PODE AFECTAR A CICATRIZAÇÃO DE FERIDAS PERIODONTAIS[188]

TRATAMENTO

O médico precisa de fazer uma história clínica cuidadosa para procurar um stress subjacente ou uma perturbação psicológica que possa ser a fonte dos sintomas de stress do doente. Muitas vezes, uma entrevista cuidadosa pode ser a melhor fonte de informação sobre a causa dos sintomas do doente. O doente deve ser encaminhado para um psiquiatra para obter ajuda.

Existem quatro abordagens básicas para lidar com o stress:

> Remoção ou alteração da fonte de stress

> Aprender a mudar a forma como se vê o acontecimento stressante

> Reduzir o efeito do stress no organismo

> Aprender formas alternativas de lidar com a situação

O relaxamento muscular progressivo de Jacobson (JPMR), os exercícios de respiração e as imagens guiadas são formas simples de aliviar o stress e alcançar o bem-estar como um todo.[190]

Referências

- Ader RF, Cohen DLN. Psychoneuroimmunology. *San Diego, CA: Academic Press, 2001.*
- Arnold M. Bruxismo e a oclusão. Dent Clin North Am 1981;25:395-407.
- Axtelius B, Soderfeldt B, Nilsson A, Edwardsson S, Attstrom R. Periodontite resistente à terapia. Caraterísticas psicossociais. J Clin Periodontol 1998;25:482-491.
- Axtelius B, Soderfeldt B, Nilsson A, Edwardsson S, Attstrom R. Periodontite resistente à terapia. Caraterísticas psicossociais. J Clin Periodontol 1998;25:482-91.
- Boyapati L e Wang HL. O papel do stress na doença periodontal e na cicatrização de feridas Periodontol 2000, Vol. 44, 2007, 195-210.
- Chandna S, Bathla M. Stress e periodonto: Uma revisão de conceitos. J Oral Health Comm Dent 2010;(Suppl 4):1-17-22.
- Cogen RB, Stevens AW Jr, Cohen-Cole S, Kirk K, Freeman A. Leukocyte function in the etiology of acute necrotizing ulcerative gingivitis. J

Periodontol 1983;54:402-7.

- Cooper CL, Cooper EB, Eaker LH. Living with stress, First Edition, PP 11-12: Middlesex: Penguin 1998.

- Davis CH, Jenkins CD. Mental stress and oral disease. J Dent Res 1962;41:1045-9.

- Deinzer R, Forster P, Fuck L, Herforth A, Stiller-Winkler R, Idel H. Aumento da interleucina 1beta crevicular sob stress académico em locais com gengivite experimental e em locais com higiene oral perfeita. J Clin Periodontol 1999;26:1-8.

- Deinzer R, Granrath N, Spahl M, Linz S, Waschul B, Herforth A. Stress, comportamento em matéria de saúde oral e resultados clínicos. Br J Health Psychol 2005;10:269-83.

- Deinzer R, Hilpert D, Bach K, Schawacht M, Herforth A. Effects of academic stress on oral hygiene - A potential link between stress and plaque-associated disease? J Clin Periodontol 2001;28:459-64.

- Deinzer R, Kottmann W, Forster P, Herforth A, Stiller-Winkler R, Idel H. After-effects of stress on crevicular interleukin-1 beta. J Clin Periodontol 2000;27:74-7.

- Deinzer R, Ruttermann S, Mbbes O, Herforth A. Aumento da inflamação gengival sob stress académico. J Clin Periodontol 1998;25:431-3.

- Genco RJ, Ho AW, Kopman J, Grossi SG, Dunford RG, Tedesco LA. Modelos para avaliar o papel do stress na doença periodontal. Ann Periodontol 1998;3:288-302.

- Gupta OP. Factores psicossomáticos na doença periodontal. Dent Clin North Am 1966;March: 11-9.

- Haber J. O tabagismo é um fator de risco importante para a periodontite: opinião atual em periodontologia. In: Williams RC, Yukna RA, Newman MG, editores. Philadelphia: Current Science; 1994. p. 12-8.

- Hildebrand HC, Epstein J, Larjava H. A influência do stress psicológico na doença periodontal. J West Soc Periodontol Periodontal Abstr 2000;48:69-77.
- Johannsen A, Rylander G, Sbder B, Asberg M. Placa dentária, inflamação gengival e níveis elevados de interleucina-6 e cortisol no fluido crevicular gengival de mulheres com depressão e exaustão relacionadas com o stress. J Periodontol 2006;77:1403-9.
- LeResche L, Dworkin SF. O papel do stress na doença inflamatória, incluindo a doença periodontal: Revisão de conceitos e descobertas actuais. Periodontol 2000 2002;30:91-103.
- Manhold JH, Doyle JL, Weisinger EH. Efeitos do stress social nos tecidos orais e outros tecidos corporais. II. Resultados que oferecem substância a uma hipótese para o mecanismo de formação de patologia periodontal. J Periodontol 1971;42:109-11.
- Mengel R, Bacher M, FloresDeJacoby L. Interações entre stress, interleucina-1 beta, interleucina-6 e cortisol em pacientes com doença periodontal. J Clin Periodontol 2002;29:1012-22.
- Meyer MJ. Stress e doença periodontal: Uma revisão da literatura. J N Z Soc Periodontol 1989;68:23-6.
- Monteiro da Silva AM, Newman HN, Oakley DA. Factores psicossociais nas doenças periodontais inflamatórias. Uma revisão. J Clin Periodontol 1995;22:516- 526.
- Morgan C, King R, Weiss J, Schloper J. Introduction to Psychology.

Edição Tata McGraw Hill. 7ª ed., 307-338.

- Olkinuora M. A psychosomatic study of bruxism with emphasis on mental strain and familiar predisposition factors. Proc Finn Dent Soc 1972;68:110-23.
- Page RC, Altman LC, Ebersole JL, Vandesteen GE, Dahlberg WH, Williams BL, *et al.* Periodontite rapidamente progressiva. Uma condição clínica distinta. J Periodontol 1983;54:197-209.
- Página RC. A patobiologia das doenças periodontais pode afetar as doenças sistémicas: Inversão de um paradigma. Ann Periodontol 1998;3:108-20.
- Reners M, Brecx M. Stress e doença periodontal. Int J Dent Hyg 2007;5:199-204.
- Sadock BJ, Sadock VJ. Comprehensive Texbtook of Psychiatry. Lippincott Williams & Wilkins. 8ª ed., 2180-2183.
- Seyle H. O que é o stress? *Metabolismo 1956:5: 525-530.*
- Wimmer G, Kbhldorfer G, Mischak I, Lorenzoni M, Kallus KW. Lidar com o stress: A sua influência na terapia periodontal. J Periodontol 2005;76:90-8.
- WM Jr, Cheraskin E. Estado emocional e o periodonto. J Tenn State Dent Assoc 1969;49:5-18.
- Yang EV, Glaser R. Stress-induced immunomodulation and the implications for health Int Immuno pharmacol 2002: 2: 315-324.

CAPÍTULO 7

OSTEOPOROSE

A osteoporose (pouca quantidade de osso nos ossos) é uma doença caracterizada por uma baixa massa óssea generalizada e fragilidade, com o consequente aumento do risco de fratura, particularmente das vértebras, anca e pulso. É uma condição fisiológica, relacionada com o género e a idade, que resulta da perda de conteúdo mineral ósseo e de alterações estruturais nos ossos.[191]

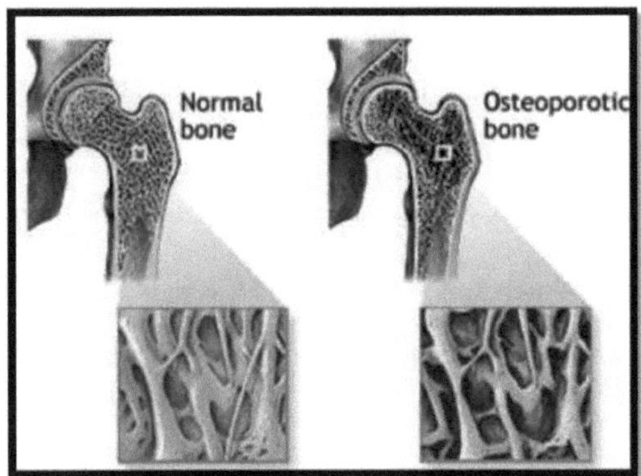

Fig 1: Diferença entre osso normal e osso osteoporótico

Kanis e Melton (1994) definiram a osteoporose como uma doença esquelética caracterizada pela redução da massa óssea e por alterações microarquitectónicas no osso, o que conduz a um aumento da fragilidade óssea e a um risco acrescido de fratura.[192]

A *etiologia primária* da doença periodontal como uma infeção bacteriana foi estabelecida. Embora o insulto bacteriano seja o principal fator responsável, a reação do sistema imuno-inflamatório do hospedeiro também é responsável pela maior parte da destruição observada na doença periodontal. Uma vez que a perda de osso alveolar é uma caraterística proeminente da doença periodontal, pode suspeitar-se que a osteoporose grave seja um fator agravante no caso da doença periodontal. Vários estudos investigaram uma possível relação entre a periodontite e a osteoporose. A saúde adequada do osso é mantida pelo equilíbrio exato entre a aposição óssea pelos osteoblastos e a reabsorção óssea pelos osteoclastos. Quando a atividade dos osteoclastos aumenta em relação aos osteoblastos, ocorre osteopenia ou osteoporose.[193] Pensava-se que a osteoporose era um processo natural do envelhecimento da mulher, tal como se pensava que a perda de dentes estava relacionada com a idade e não com uma infeção periodontal crónica. [194]As mulheres, quando atingem o pico de rendimento, atingem menos *conteúdo mineral ósseo (BMC) e densidade mineral óssea (BMD)* do que os homens e a taxa de perda mineral óssea com o envelhecimento é aproximadamente duas vezes superior nas mulheres do que nos homens.

A osteoporose tem sido classificada em osteoporose **primária** e osteoporose secundária. A osteoporose primária está associada à menopausa, ao avanço da idade e à osteoporose idiopática que pode ser observada em homens na pré-menopausa e de meia-idade. A osteoporose **secundária** é causada por determinadas condições médicas ou tratamentos que impedem a obtenção do pico de massa óssea ou aumentam a perda óssea. Está normalmente associada a doenças endócrinas (síndrome de Cushing, hiperparatiroidismo, IDDM, insuficiência suprarrenal), artrite reumatoide, doenças hematológicas e neoplasias malignas (leucemia, linfoma), imobilização, gravidez, lactação, factores ambientais, incluindo o consumo de tabaco, o estilo de vida sedentário e, provavelmente, o alcoolismo. A OMS estabeleceu quatro níveis de diagnóstico da densidade mineral óssea. De acordo com a OMS, a osteoporose é a densidade óssea 2,5 desvios-padrão abaixo do pico médio de densidade óssea alcançado em adultos jovens, de acordo com o género e a raça.

	NORMAL BONE	T score better than 1, bo mineral density (>833 mg/cm²)
	OSTEOPENIA	T score between -1 and -2.5, bo mineral density (between 833 and 6 mg/ cm²)
	OSTEOPOROSIS	T score less than -2.5, bo mineral density (lower than 648 m cm²)
	ESTABLISHED OSTEOPOROSIS	Includes the presence of a no traumatic fracture.

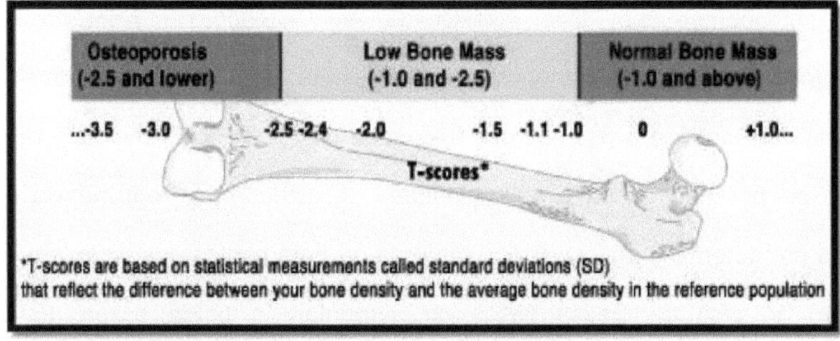

Fig 2: Níveis de diagnóstico da densidade mineral óssea estabelecidos pela OMS

Numa comparação dos factores de risco associados à osteoporose e às doenças periodontais, existem várias semelhanças entre os dois processos patológicos. As doenças estão geralmente associadas ao avanço da idade, com a grande maioria dos doentes a ter mais de 35 anos e uma maior incidência nas últimas décadas. Um doente com um historial de perda de suporte ósseo alveolar está em risco de progressão futura da periodontite. Da mesma forma, um doente com perda óssea sistémica ou osteoporose está em risco de desenvolver periodontite.

POTENCIAL MECANISMO DE ASSOCIAÇÃO

Foram propostos vários mecanismos potenciais pelos quais a osteoporose ou a perda óssea sistémica podem estar associadas à perda de inserção periodontal, à perda de altura do osso alveolar e à perda de dentes:[195]

1) **Baixa densidade óssea no osso oral associada a baixa densidade óssea sistémica:** A baixa densidade óssea ou a perda de densidade óssea pode levar a uma reabsorção mais rápida do osso alveolar após uma agressão por bactérias periodontais.

2) **Modificação da resposta local dos tecidos às infecções periodontais devido a factores sistémicos que afectam a remodelação óssea:** As pessoas com perda óssea sistémica têm um aumento da produção sistémica de citocinas (IL 1 e 6) que podem ter efeito no osso em todo o corpo, incluindo o osso da cavidade oral. Foi demonstrado que as infecções periodontais aumentam a produção local de citocinas que, por sua vez, aumentam a atividade local dos osteoclastos, resultando num aumento da reabsorção óssea.

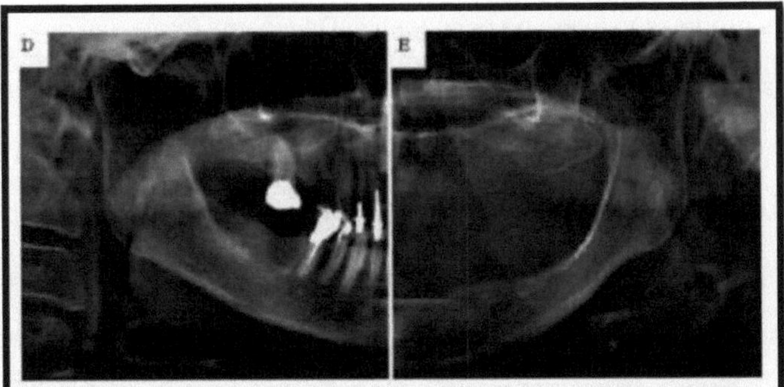

Fig. 2. Osteoporosis. Cropped panoramics images shows a relative radiolucency of both jaws with reduced definition and mandibular inferior cortex moderately eroded, evidence of lacunar resorption (right-D) or cortex severely eroded (left-E).

Fig 3: Efeito da osteoporose nos ossos maxilares

3) **Factores genéticos que predispõem uma pessoa à perda óssea sistémica: Estes** também influenciam ou predispõem um indivíduo à destruição periodontal.

4) **Factores ambientais** como o **tabagismo** e a **ingestão de cálcio** abaixo do ideal**,** entre outros, podem colocar os indivíduos em risco de desenvolver osteopenia e doença periodontal, mas a maioria dos estudos considera a baixa densidade óssea sistémica como o principal fator para a rápida reabsorção do osso alveolar.

Vários estudos tentaram definir a relação entre a osteoporose e a periodontite. A maioria dos estudos apoia uma associação positiva entre estas doenças comuns e as investigações recentes foram concebidas para fornecer informações mais específicas.

Groen et al (1968) avaliaram a relação entre osteoporose ou baixa densidade óssea e níveis clínicos de inserção. A falta de dentes e a doença periodontal grave foram encontradas em 38 pacientes, com idades compreendidas entre os 43 e os 73 anos, que apresentavam sinais clínicos e radiográficos de osteoporose avançada.[196]

Philips e Ashley (1973) verificaram que a densidade óssea avaliada pelo índice metacarpiano (MI) estava associada à profundidade de sondagem mesial e estava significativamente associada quando se limitava a avaliação aos dentes posteriores, em 113 mulheres, com idades compreendidas entre os 30 e os 40 anos.[197]

Ward e Manson (1973) encontraram uma associação entre o índice de doença periodontal e a perda óssea alveolar, mas não foi encontrada nenhuma relação entre o índice metacarpiano e o índice periodontal.[198]

Elders et al (1992) avaliaram a associação entre a altura do osso alveolar, a DMO da coluna vertebral e a espessura da cortical metacarpiana (MCT) em 286 mulheres, com idades compreendidas entre os 46 e os 55 anos, 21% das quais eram edêntulas. Nos indivíduos dentados, a altura média do osso alveolar foi significativamente correlacionada com a DMO da coluna vertebral, a MCT, a idade e os anos desde a menopausa, mas a DMO lombar e a MCT não foram significativamente correlacionadas com a altura do osso alveolar.[199] **Ward e Manson (1973)** não conseguiram demonstrar uma relação significativa entre a perda óssea alveolar e a densidade óssea da mão utilizando o índice ósseo metacarpiano. No entanto, verificou-se que a rapidez (uma medida da perda de osso alveolar dividida pela idade) estava associada ao índice ósseo metacarpiano nas mulheres, mas não nos homens, sugerindo assim um certo papel da osteoporose na perda de osso oral em função do género e do envelhecimento.[198] Num estudo transversal da densidade óssea mandibular efectuado por Kribs P.J 1990, em mulheres osteoporóticas, verificou-se que a perda de dentes e o edentulismo eram significativamente mais comuns no grupo osteoporótico. Em média, as mulheres osteoporóticas tinham perdido 6,9 dentes mandibulares em comparação com 4,5 dentes em mulheres com densidade óssea normal.[200]

Taguchi et al (1995) estudaram a relação entre a perda dentária e a densidade óssea oral, o primeiro estudo incluiu 269 indivíduos, 99 homens e 170 mulheres com idades compreendidas entre os 3 e os 88 anos. Não foi observada relação entre a largura da cortical mandibular e a perda dentária nos homens, porém, nas mulheres, a diminuição da largura da cortical mandibular foi positivamente correlacionada com a perda dentária. Num estudo transversal de 64 mulheres com idades compreendidas entre os 50 e os 70 anos, verificou-se que a perda dentária estava altamente correlacionada com a prevalência de fracturas vertebrais.[201]

GESTÃO

A combinação da falta de exercício, da diminuição da ingestão nutricional de cálcio e da falta de substituição hormonal após a menopausa pode explicar até 50% da perda de densidade mineral óssea atribuída à osteoporose. Uma implicação clínica é certamente aconselhar as pacientes sobre a dieta, o exercício, os riscos e os benefícios da TRH.

Vários estudos de coorte longitudinais examinaram os efeitos da terapia de substituição hormonal na perda dentária. Cada um dos estudos demonstrou que, com a reposição de estrogénio a longo prazo como parte da terapia de substituição pós-menopausa, foi observado um efeito protetor que limita a perda dentária, após a correção dos dados para variáveis de confusão, como a idade, o tabagismo e a educação. A reposição de estrogénios está associada a menos hemorragia à sondagem e a uma tendência para uma perda de inserção clínica menos frequente.

Paganini-Hill (1995) examinou a relação entre a reposição de estrogénio na pós-menopausa e o número de dentes em falta em 3921 mulheres. Verificaram que o risco ajustado à idade de edentulismo era aproximadamente metade do risco das não utilizadoras.[202]

No entanto, a TRH não é aceitável nem apropriada para todos os seres humanos, pelo que tem sido dada alguma atenção à identificação de factores nutricionais que reduzam a perda óssea, quer isoladamente quer em combinação com medicamentos para a osteoporose.

Os medicamentos e as estratégias para a prevenção e o tratamento da osteoporose também incluem fármacos anti-reabsortivos. Inclui moduladores selectivos dos receptores de estrogénio e bisfosfonatos. Os bisfosfonatos ligam-se avidamente aos cristais de apatite, principalmente nas superfícies de remodelação, e inibem o seu crescimento, agregação e dissolução. Os membros mais potentes desta classe de medicamentos que contêm azoto incluem o alendronato, o risedronato, o ibandronato e o ácido zoledrónico. Foi demonstrado que o alendronato reduz significativamente a reabsorção óssea ativa sem interferir com a mineralização e a qualidade do osso. Os ensaios clínicos demonstraram que os bisfosfonatos também diminuem a renovação óssea e aumentam a massa e a resistência óssea.[203]

Weinreb et al (1994) testaram a eficácia do alendronato na redução da perda óssea alveolar causada pela periodontite experimental em macacos cynolomolgus. Verificou-se que o alendronato era significativamente eficaz na redução da perda óssea associada à periodontite experimental.[204] **Reddy et al (1995)** também avaliaram o alendronato na inibição da perda óssea alveolar na periodontite natural em cães beagle. Concluíram que o grupo que recebeu alendronato apresentou diferenças estatisticamente significativas na massa e densidade óssea [205]

Até à data, foram realizados poucos estudos em humanos sobre o efeito oral dos medicamentos para a osteoporose e, por conseguinte, são necessários estudos cuidadosamente concebidos e ensaios controlados aleatórios com poder estatístico adequado para determinar o significado clínico das terapias para a osteoporose nas doenças periodontais, no risco de perda de dentes e noutros resultados de saúde oral. Não é provável que estas medidas substituam o protocolo de tratamento periodontal estabelecido; é necessária mais investigação para determinar se podem ser utilizadas para aumentar o tratamento em doentes adequados.

REVISÃO DA LITERATURA

von Wowern N et al (1994)[191] analisaram a possível relação entre a osteoporose e o grau de perda óssea periodontal em mulheres idosas, incluindo pacientes com fracturas osteoporóticas e mulheres normais com a mesma idade, tendo em conta a idade da menopausa e os hábitos tabágicos. No estudo, foram examinadas 26 mulheres caucasianas dentadas. Foram divididas em dois grupos, um grupo osteoporótico (12) e um grupo de controlo (14). O grupo osteoporótico consistia em 12 pacientes dentados com fracturas osteoporóticas e o grupo de controlo consistia em pacientes dentados normais que se apresentaram para tratamento de dor na articulação temporomandibular em 5 casos e em casos não diretamente envolvidos na odontologia clínica. O conteúdo mineral ósseo (BMC) da mandíbula foi estimado in vivo no local padrão da mandíbula (base e corpo na região do molar esquerdo) e no antebraço foi determinado por digitalização de fotões duplos. Os exames periodontais incluíram o registo de placa visível, hemorragia gengival em seis dentes selecionados e perda de inserção (LA) em mm. Os resultados do estudo não revelaram diferenças significativas na idade da menopausa e nos hábitos tabágicos dos dois grupos. Foi demonstrada uma diferença significativa no BMC da mandíbula e do antebraço distal, com os valores médios mais baixos de BMC no grupo osteoporótico. Em ambos os grupos, os valores de BMC dos dois locais foram significativamente inferiores aos valores de referência normais para as mulheres jovens, mas não diferiram significativamente dos valores de BMC para as mulheres idosas. Os valores do BMC mandibular estavam mais de 2 DP abaixo do BMC mandibular médio para mulheres jovens em 92% do grupo osteoporótico e em 64% do grupo de controlo. Nos ossos do antebraço, os valores de BMC estavam mais de 2 DP abaixo da média de BMC para mulheres jovens em 83% do grupo osteoporótico e em 43% do grupo de controlo. Não foram encontradas diferenças significativas entre os grupos no que respeita à placa visível e à hemorragia gengival. No entanto, foi observada uma perda de inserção significativamente maior nos doentes osteoporóticos que, em média, perderam mais 0,8 mm de inserção por local do que os controlos. Por conseguinte, pode concluir-se que foi encontrada uma perda significativamente maior de fixação periodontal nas mulheres com fracturas osteoporóticas do que nas mulheres normais e que a osteoporose grave, que reduziu significativamente o conteúdo mineral ósseo dos maxilares, pode estar associada a um nível de fixação menos favorável em caso de doença periodontal.

Tezal M et al (2000)[206] num estudo transversal avaliaram a relação entre a densidade mineral óssea sistémica (DMO) e a doença periodontal, controlando os factores de confusão conhecidos (idade, idade na menopausa, índice de massa corporal (IMC), tabagismo e placa supragengival). Esta população de estudo incluiu 70 mulheres caucasianas pós-menopáusicas com idades compreendidas entre os 51 e os 78 anos. A densidade mineral óssea foi medida utilizando um absorciómetro de raios X de dupla energia (DXA) e foi avaliada na coluna lombar e no fémur. Foi efectuado um exame completo da cabeça e pescoço e um exame intra-oral. O exame periodontal incluiu a medição da placa bacteriana (0: sem placa bacteriana, 1: placa bacteriana), cálculo (0: sem cálculo, 1: cálculo supragengival), hemorragia gengival (0: sem hemorragia, 1: hemorragia), profundidade de sondagem (PD), perda de inserção clínica (CAL) e perda óssea alveolar (ABL), que foi medida a partir de radiografias intra-orais. O tabagismo atual e passado foi determinado a partir de questionários e medido em anos-maço. Os resultados mostraram correlações significativas entre as densidades minerais ósseas da coluna vertebral e do fémur. Registou-se alguma variação entre diferentes regiões do mesmo osso. Tanto a perda óssea alveolar como o nível de inserção clínica foram utilizados como variáveis dependentes para representar a gravidade da doença periodontal. Controlando os factores de confusão, foi encontrada uma relação fraca mas consistente entre a DMO e a periodontite, embora apenas alguns locais tenham atingido significância estatística devido ao pequeno tamanho da amostra. A ABL foi a variável mais fortemente correlacionada com a densidade mineral óssea esquelética neste estudo e foi correlacionada de forma consistente com a DMO de todas as regiões do fémur e da coluna vertebral. Os coeficientes de correlação entre a ABL e a DMO de várias regiões do fémur e da coluna vertebral variaram entre 0,04 e 0,16 e foram estatisticamente insignificantes. A perda de inserção clínica mostrou uma relação consistente, mas mais fraca, com a densidade mineral óssea, que não atingiu significado estatístico. Os coeficientes de correlação parcial entre a DMO esquelética e as variáveis periodontais situaram-se no intervalo de 0,10 a 0,26. Assim, concluiu-se que a perda óssea sistémica estava relacionada com a ABL e, em menor grau, com a CAL em mulheres caucasianas pós-menopáusicas após o controlo dos factores de confusão e que a perda óssea sistémica tinha uma relação mais forte com a ABL do que com a CAL, o que implicava a importância dos efeitos sistémicos indirectos da osteopenia na doença periodontal.

Referências

- Atundal H e Guvener O. The effect of alendronate on resorption of the alveolar bone following tooth extraction (O efeito do alendronato na reabsorção do osso alveolar após extração dentária). Int J Oral Maxillo Surg 2004; 33:3: 286-293.
- Elders PJM, Habets LLMH, Netelenbos JC, van der Lindhe LWJ. Uma relação entre a periodontite e a massa óssea sistémica em mulheres entre os 46 e os 55 anos de idade. J. Clin Periodontol 1992; 19; 492- 496.
- Groen JJ, Menczel J, Shapiro S; Doença periodontal destrutiva crónica em pacientes com osteoporose pré-senil. J periodontal 1968;39; 19-23.
- Kanis, J.A. e Melton, L.J. 1994. 3rd, Christiansen C, Johnston CC,

Khaltaev N. The diagnosis of osteoporosis. *J Bone Miner Res.*, 9(8): 1137-41.

- Kribbs PJ. Comparação do osso mandibular em mulheres normais e osteoporóticas. J Prosthet Dent 1990; 63: 218-222.
- Marcelo R. Marques, Marco A.D. da Silva, Silvana P.Barros. Doença periodontal e osteoporose: associação e mecanismo; revisão da literatura; Braz J. Oral Science, janeiro/março 2003, vol-2, number-4.
- Michael S Reddy, Osteoporose e periodontite: Discussão, conclusões e recomendações. Ann Periodontol, 2001; 6; 1; 214-217.
- Nina von Wowern, Bjarne Klausen e Gina Kollerup. Osteoporose; um fator de risco na doença periodontal; J. Periodontol 1994; 65; 1134-1138.
- Pagahill -Hill A. Os benefícios da terapia de substituição de estrogénios na saúde oral. Arch Intern Med 1995; 155: 2325- 2329.
- Phillips e Ashley FP. Arelação entre a doença periodontal e o índice ósseo do metacarpo. Br Dent J 1973; 134; 237-239.
- Reddy MS, Weatherford TW, Smith CA; Tratamento com alendronato da periodontite de ocorrência natural em cães beagle. J. Periodontol 1995; 66; 211-217.
- Taguchi A, Tanimoto K, Suie, Wada T; Perda dentária mandibular e osteopenia. Oral Surg, Oral Med Oral Pathol Oral Radiol Endod 1995;79;127-132.
- Ward VJ e Manson JD. Perda óssea alveolar na doença periodontal e índice metacarpiano. J Periodontol 1973; 134: 237-239.
- Weinreb M, Quartuccio H, Seedor JG, Brunsvold M, Chaves E; Análise histomorfométrica dos efeitos do bifosfonato alendronato na perda óssea causada pela periodontite experimental em macacos. J. Periodontol Research 1994; 29; 35-40

- Wende JW. Doenças periodontais e osteoporose: Associações e mecanismos. Ann Periodontol 2001; 6; 197-208.

CAPÍTULO 8

OBESIDADE

A obesidade é caracterizada pela deposição anormal ou excessiva de gordura no tecido adiposo. A prevalência da obesidade tem aumentado substancialmente em todo o mundo nas últimas décadas. A obesidade é definida com base no índice de massa corporal [IMC, também chamado Índice de Quetelet], que é a relação entre o quadrado do peso corporal [em kg] e a altura corporal [em m].[207] A obesidade pode causar ou agravar diferentes problemas de saúde, tanto de forma independente como em associação com outras doenças crónicas. Sabe-se que a obesidade é um fator de risco significativo para várias doenças do adulto, como a hipertensão, a diabetes tipo 2, a hiperlipidemia, a colelitíase, a arteriosclerose e as doenças cardiovasculares e cerebrovasculares. Sabe-se também que aumenta a mortalidade por estas e outras doenças.[208]

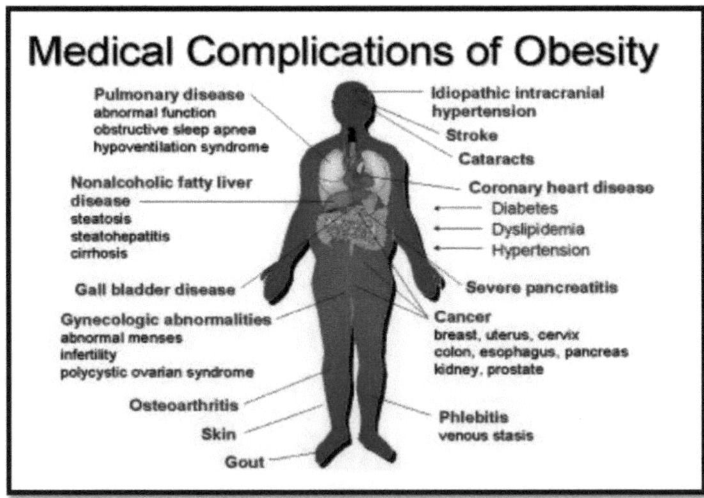

Fig 1: Complicações da Obesidade

ASSOCIAÇÃO ENTRE OBESIDADE E DOENÇA PERIODONTAL

A obesidade é considerada, a seguir ao tabagismo, como o fator de risco mais forte para a destruição do tecido periodontal inflamatório. **Perlstein et al (1977)** exploraram a relação entre obesidade e doença periodontal utilizando periodontite induzida por ligadura e descobriram que os ratos obesos-hipertensos demonstraram maior reabsorção óssea alveolar do que os ratos normais[209]. **Satio et al (1998)** realizaram um estudo em humanos e encontraram uma maior prevalência de doença periodontal em pessoas obesas em comparação com indivíduos magros numa população japonesa.[210] Pensa-se que a distribuição da gordura desempenha um papel crucial na associação com a periodontite. **Buhlin et al (2003)**, num estudo de caso-controlo, referiram que o aumento do IMC e dos níveis de colesterol estavam significativamente associados à periodontite grave.[211]

MECANISMOS BIOLÓGICOS QUE LIGAM A OBESIDADE À DOENÇA PERIODONTAL

Os mecanismos biológicos para a associação da obesidade com a periodontite não são bem conhecidos, no entanto, as citocinas e hormonas derivadas do tecido adiposo podem desempenhar um papel fundamental. O tecido adiposo é um órgão endócrino complexo e metabolicamente ativo que segrega numerosos factores imunomoduladores e desempenha um papel importante na regulação da biologia metabólica e vascular. As células adiposas, incluindo os adipócitos, os pré-adipócitos e os macrófagos, segregam mais de 50 moléculas bioactivas, conhecidas coletivamente como adipocinas. Algumas destas adipocinas actuam localmente, enquanto outras são libertadas na circulação sistémica, onde actuam como moléculas sinalizadoras para o fígado, o músculo e o endotélio.[212213]

CITOCINAS E HORMONAS DERIVADAS DO TECIDO ADIPOSO

1. LEPTINA e ADIPONECTINA

A leptina é uma citocina pleotrópica segregada quase exclusivamente pelos adipócitos. Está envolvida numa variedade de processos biológicos, incluindo o metabolismo energético, as funções endócrinas, a reprodução e a imunidade. A leptina actua através do sistema nervoso central e das vias periféricas para suprimir o apetite e aumentar o gasto energético. A maioria dos indivíduos obesos tem níveis elevados de leptina sem supressão do apetite, o que pode levar ao aumento da pressão arterial, contribuindo para a aterosclerose e as doenças cardiovasculares. Mas a leptina em relação à periodontite relacionada com a obesidade ainda precisa de ser examinada. '[214215]

2. CITOCINAS (TNF-a E IL-6, IL-8)

As citocinas pró-inflamatórias, tais como o fator de necrose tumoral a, a interleucina 6 e a interleucina 8, podem constituir uma ligação multidirecional entre a periodontite, a obesidade e outras doenças crónicas. É principalmente segregada pelos macrófagos acumulados no tecido adiposo. Tem um papel regulador na doença periodontal, estimulando a reabsorção óssea, a degradação do colagénio, a ativação das células endoteliais (ICAM/VCAM) e o aumento da produção de IL 8.[216]

3. PEPTÍDEO REACTIVO DA PROTEÍNA C DE FASE AGUDA:

Níveis elevados de péptido reativo C de fase aguda estão associados à obesidade e a doenças cardiovasculares. Também prediz o risco de progressão para diabetes mellitus tipo 2. Os níveis de PCR estão associados à doença periodontal e os níveis respondem à terapia periodontal[217]

4. *PROTEÍNAS ASSOCIADAS À HEMOSTASE VASCULAR:*

Inibidor do ativador do plasminogénio: É uma proteína reguladora da cascata de coagulação. Actua inibindo a fibrinólise e a degradação da matriz extracelular. Contribui para as complicações relacionadas com a obesidade, como a diabetes e os trombos coronários.

Outros níveis aumentados de angiotensinogénio, que é segregado a partir do tecido adiposo, são observados na obesidade. Tem um efeito vasoconstritor e contribui para a hipertensão. A obesidade está também associada a níveis aumentados do fator de crescimento endotelial vascular, que desempenha um papel na hipertensão e na aterogénese.[217]

Uma variedade de potenciais mecanismos poderia explicar a associação entre obesidade e periodontite.

1. Os jovens com excesso de peso podem ter padrões alimentares pouco saudáveis, com micronutrientes insuficientes e excesso de açúcar e gordura, e esses padrões alimentares podem aumentar o risco de doença periodontal[218]

2. As alterações da imunidade do hospedeiro e/ou o aumento dos níveis de stress, que estão frequentemente associados ao aumento do excesso de gordura no início da vida, podem também desempenhar um papel importante.[219]

3. Os mecanismos biológicos subjacentes à associação da obesidade com a periodontite não estão bem estabelecidos. No entanto, as citocinas e as hormonas derivadas do tecido adiposo podem desempenhar um papel importante.[213]

4. A obesidade também pode influenciar o estado da doença periodontal através do aumento dos níveis sanguíneos de lípidos e glicose, o que, por sua

vez, pode ter consequências deletérias para a resposta do hospedeiro, alterando as células T e a função dos monócitos/macrófagos, bem como aumentando a produção de citocinas.[220]

Vários estudos recentes sugeriram uma relação entre a doença periodontal e a obesidade. **Saito (2007)** estudou o aumento do índice de massa corporal e o rácio cintura/quadril em adultos japoneses e concluiu que estava associado ao aumento do risco de periodontite. **Haffajee AD et al (2009)** concluíram que ocorre um crescimento excessivo de T. forsythia nos biofilmes subgengivais de indivíduos periodontalmente saudáveis, com excesso de peso e obesos, o que pode colocá-los em risco de iniciação e progressão da periodontite e o risco foi significativamente mais elevado em indivíduos obesos periodontalmente saudáveis/com gengivite.[221] **Kongstad J et al (2009)** referiram que o IMC pode estar inversamente associado à AL clínica, mas positivamente relacionado com a BOP.[222] **Lundin et al. observaram** recentemente uma correlação entre o FACTOR DE NECROSE TUMOROSA no fluido da fenda gengival e o índice de massa corporal[223] . **Mohammad Taghi Chitsazi et al**. demonstraram correlações entre obesidade, perímetro da cintura, níveis elevados de PCR e gravidade da periodontite.[224] **Wood N et al (2003)** encontraram correlações significativas entre a composição corporal e a doença periodontal, sendo a relação cintura-quadril a mais significativa, seguida do IMC.[225]

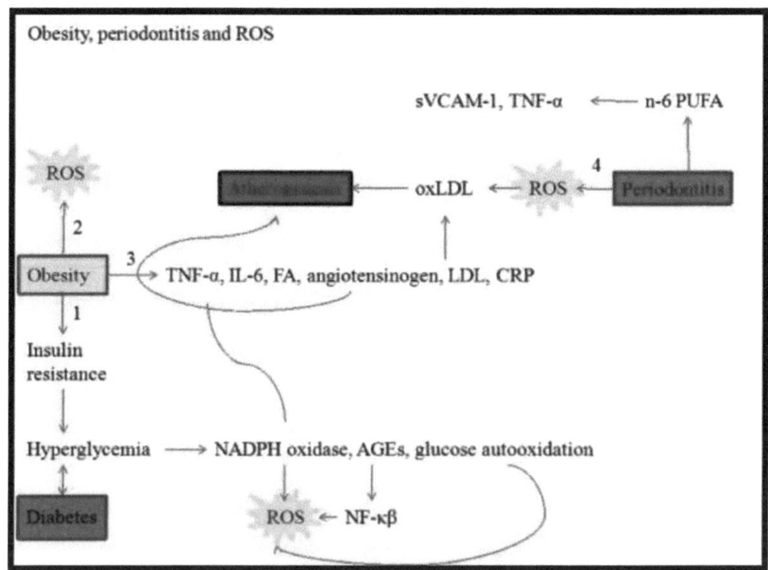

Fig 2: Papel da obesidade na causa da doença periodontal

TRATAMENTO

A terapia de perda de peso é recomendada para doentes com um índice de massa corporal >30 e para doentes com um índice de massa corporal de 25-29,9, ou um perímetro da cintura de alto risco, e dois ou mais factores de risco. As taxas mais rápidas de perda de peso não são mais eficazes a longo prazo. A terapia comportamental, que é um complemento útil da terapia dietética, inclui a auto-monitorização da gestão do stress, a resolução de problemas, a gestão de contingências e o apoio social. Se as alterações do estilo de vida não conduzirem à perda de peso em 6 meses, deve ser considerada a farmacoterapia. Os dois medicamentos atualmente disponíveis para o tratamento da obesidade são a sibutramina e o orlistat. Um novo medicamento no horizonte é o rimonabant. A cirurgia para perda de peso é recomendada para doentes bem informados e motivados que tenham obesidade clinicamente grave (índice de massa corporal de 40) ou um índice de massa corporal de 35 e doenças comórbidas graves. São efectuados por rotina dois tipos de operações: as que restringem o volume gástrico (gastroplastia com banda) e as que, para além de limitarem a ingestão de alimentos, alteram também a digestão (bypass gástrico em Y de Roux). [226]

CONCLUSÃO

A obesidade é uma doença complexa e multifatorial. A sua relação com a doença periodontal e outras doenças crónicas está bem documentada, mas o mecanismo subjacente está a ser investigado. A inflamação crónica tem uma ligação multidirecional com a doença periodontal, a obesidade e outras doenças crónicas. Um periodontista pode educar os seus pacientes sobre informações relacionadas e pode ajudar a melhorar a saúde oral e geral do paciente.

REVISÃO DA LITERATURA

Zahrani M et al (2003)[218] examinaram se existe ou não uma associação entre a obesidade e a doença periodontal na população dos Estados Unidos, utilizando o índice de massa corporal (IMC) e o perímetro da cintura (PC) como medidas da gordura corporal total e da obesidade abdominal, respetivamente. 13, 665 participantes no terceiro National Health and Nutrition Examination Survey (NHANES III) que tinham > 18 anos e tinham sido submetidos a um exame periodontal foram selecionados para a análise. A doença periodontal foi definida com base na presença de um ou mais locais periodontais com uma perda de inserção > 3 mm e uma profundidade de sondagem > 4 mm. O indicador de IMC da adiposidade geral (dividido em 4 categorias: baixo peso <18,5 kg/m^2 , normal 18,5 a 24,9 kg/m^2 , excesso de peso 25 a 29,9 kg/m^2 e obesidade >30 kg/m^2) e o indicador de CC da adiposidade visceral (dividido em 2 categorias utilizando o ponto de corte de >102 cm para os homens e >88 cm para as mulheres) foram utilizados como indicadores de obesidade. O IMC e a CC foram avaliados de forma independente num modelo logístico multivariável que continha as seguintes variáveis: idade (adultos mais jovens (18 a 34 anos), de meia-idade (35 a 59 anos) e mais velhos (60 a 90 anos)), sexo, raça (branca não hispânica, negra não hispânica, mexicana-americana e outras), educação (avaliada em 3 categorias: aqueles que têm menos, igual ou mais de 12 anos de escolaridade), índice de pobreza (alto >2.75 a 11,89, médio >1,29 a 2,75 e baixo 0 a 1,29), tabagismo (fumadores actuais, ex-fumadores ou nunca fumadores), diabetes e tempo decorrido desde a última visita ao dentista (< 1 ano, 2 a 3 anos, > 3 anos e nunca visitado). Com base na amostra ponderada, 42,4% dos participantes tinham 18 a 34 anos (jovens), 42,4% tinham 35 a 59 anos (meia-idade) e 15,2% tinham 60 a 90 anos

(mais velhos). 51% dos participantes eram do sexo feminino. A maioria da população do estudo era de brancos não hispânicos (74%). Quase metade dos participantes nunca tinha fumado. Mais de 78% tinham 12 ou mais anos de escolaridade. Menos de 4% eram diabéticos, 2% nunca tinham ido ao dentista ou a um higienista dentário e 17% não tinham tido uma consulta dentária há mais de 3 anos. Mais de metade da população estudada era obesa ou tinha excesso de peso (IMC >25) e 36% tinha uma CC elevada. A prevalência de doença periodontal foi de 14% na população total (8% em jovens, 17% em pessoas de meia-idade e 20% em adultos mais velhos). A doença periodontal foi mais prevalente entre os homens, os negros não hispânicos seguidos dos mexicanos americanos, os fumadores actuais (em comparação com os ex-fumadores ou não fumadores), os indivíduos com menos educação e os diabéticos. A prevalência também aumentou com base no tempo decorrido desde a última visita ao dentista (elevada entre aqueles que nunca tinham visitado um consultório dentário ou cuja última visita tinha sido há mais de 3 anos). O IMC >30 kg/m^2 e a CC elevada foram grosseiramente associados à prevalência de doença periodontal em pessoas com idades compreendidas entre os 18 e os 34 anos, mas não noutros grupos etários. Foi também observada uma associação negativa entre o baixo peso e a prevalência de doença periodontal neste grupo etário. Assim, concluiu-se que, numa população mais jovem, a obesidade geral e a obesidade abdominal estavam associadas a um aumento da prevalência da doença periodontal, enquanto o baixo peso estava associado a uma diminuição da prevalência e que a obesidade poderia ser um potencial fator de risco para a doença periodontal entre os indivíduos mais jovens.

Vecchia C et al (2005)[227] realizaram um estudo para avaliar a associação do sobrepeso e da obesidade com a periodontite em adultos brasileiros. Uma amostra probabilística representativa, composta por 706 indivíduos com idades entre 30 e 65 anos do sul do Brasil, foi examinada clinicamente e por meio de uma entrevista estruturada. O sobrepeso e a obesidade foram avaliados pelo índice de massa corpórea (IMC), de acordo com os critérios da Organização Mundial da Saúde (OMS). Indivíduos com 30% de dentes com perda de inserção de 5 mm foram classificados como portadores de periodontite. A análise estatística teve em conta o desenho do inquérito e foram efectuadas análises separadas para os não fumadores. Nesta população, 60% e 65% dos homens e mulheres, respetivamente, tinham excesso de peso ou eram obesos. A periodontite foi observada em 50,7% e 35,3% dos homens e das mulheres, respetivamente. A percentagem de homens com periodontite foi semelhante nos indivíduos com excesso de peso/obesidade em comparação com os indivíduos com peso normal. No sexo feminino, houve uma correlação positiva entre o índice de IMC e a ocorrência de periodontite, com uma prevalência significativamente (P <0,05) maior de periodontite nas mulheres obesas do que nas eutróficas. Concluíram que a obesidade estava significativamente associada à periodontite em mulheres adultas não fumadoras. O excesso de peso não foi significativamente associado à periodontite. Assim, o tabagismo pode atenuar a associação da periodontite com a obesidade.

Referências

- Al-Zahrani MS, Bissada NF, Borawskit EA. Obesidade e doença periodontal em adultos jovens, de meia-idade e idosos. J Periodontol 2003;74:610-615

- Berg AH, Combs TP, Scherer PE. ACRP30/adiponectina: uma adipocina que regula o metabolismo da glicose e dos lípidos. Trends Endocrinol Metab 2002; 13:84- 89.

- Buhlin K, Gustaffson A, Pockley AG, Frostegard J, Klinge B. Fator de risco para doenças cardiovasculares em pacientes com periodontite. Eur Heart J 2003; 24: 2099-2107.

- Correia ML, Haynes WG. Hipertensão relacionada com a obesidade: existe um papel para a resistência selectiva à leptina? Curr Hypertens Rep 2004: 6: 230-235

- Diez J J, Iglesias P. "The role of the novel adipocyte derived hormone adiponectin in human disease". Eur. J. Endocrinol 2003.148 (3): 293-300.

- Haffajee AD, Socransky SS. Relação entre o índice de massa corporal, periodontite e Tannerella forsythia. J Clin Periodontol 2009 .

- Joshipura K, Ritchie C, Douglass C Strength of evidence linking oral conditions and systemic disease Compend Contin Educ Dent Suppl. 2000;(30): 12-23.

- Kern PA, Ranganathan S, Li C, Wood L, Ranganathan G. Adipose tissue tumor necrosis fator and interleukin-6 expression in human obesity and insulin resistance. Am J Physiol Endocrinol Metab 2001;280:E745-E751.

- Kershaw EE, Flier JS. Adipose tissue as an endocrine organ. J Clin Endocrinol Metab 2004; 89:2548-2556.
- Kongstad J, Hvidtfeldt UA, Gronbaek M, Stoltze K, Holmstrup P: a relação entre o índice de massa corporal e a periodontite no estudo do coração da cidade de Copenhaga. J Periodontol. 2009 Aug;80(8):1246- 53
- Kopelman PG. Obesidade como um problema médico. Nature 2000; 404: 635- 43.
- Lundin M, Yucel-Lindberg T, Dahllof G, Marcus C, Modeer T. Correlação entre o TNF-a no fluido gengival e o índice de massa corporal em indivíduos obesos. Ata Odontol Scand 2004: 62: 273-277.
- Mohammad Taghi Chitsazi , Reza Pourabbas , Adileh Shirmohammadi , Gazaleh Ahmadi Zenouz , Amir Hossein Vatankhah. Associação das doenças periodontais com a elevação da PCR sérica e do índice de massa corporal. Jornal de investigação periodontal Vol 2, No 1 (2008).
- Nisoli E, Carruba MO. Aspectos emergentes da farmacoterapia da obesidade e da síndrome metabólica. Pharmacol Res 2004: 50: 453-469.
- Perlstein MI, Bissada NF. Influência da hipertensão e obesidade na severidade da periodontite em ratos. Oral Surg Oral Med Oral Pathol 1977; 43:707-19.
- Pischon N, Heng N, Bernimoulin JP, Kleber BM, Willich SN, Pischon T. Obesidade, inflamação e doença periodontal. J Dent Res 2007; 86:400-9
- Pradhan AD, Manson JE, Rifai N, Buring JE, Ridker PM. Creactive protein, interleukin 6, and risk of developing type 2 diabetes mellitus. JAMA2001: 286: 327-334.
- Reeves AF, Rees JM, Schiff M, Hujoel P. Peso corporal total e

perímetro da cintura associados à periodontite crónica entre adolescentes em nos Estados Unidos. Arch Pediatr Adolesc Med 2006;160:894- 899

- Saito, T., Shimazaki, Y. & Sakamoto, M. Obesidade e periodontite. New England Journal of Medicine (1998) 339, 482-483.

- Wood N, Johnson RB, Streckfus CF: Comparação da composição corporal e da doença periodontal utilizando técnicas de avaliação nutricional: Terceiro Inquérito Nacional de Exame de Saúde e Nutrição (NHANES III). J Clin Periodontol 2003; 30: 321-327

CAPÍTULO 9

OUTROS FACTORES DE RISCO ASSOCIADOS

Vários outros factores diversos são também responsáveis pela causa da doença periodontal. Estes factores incluem os seguintes:

Microrganismos e doença periodontal

O microbioma bacteriano oral inclui mais de 700 filotipos diferentes, com aproximadamente 400 espécies encontradas na placa subgengival. A microflora subgengival na periodontite pode albergar centenas de espécies bacterianas, mas apenas um pequeno número tem sido associado à progressão da doença e considerado etiologicamente importante. A placa subgengival de bolsas periodontais profundas é dominada por bastonetes anaeróbios gram-negativos e espiroquetas. De todos os vários microrganismos que colonizam a boca, há três, *Porphyromonas gingivalis, Tannerella forsythia* (anteriormente *Bacteroides forsythus)* e *Actinobacillus actinomycetemcomitans*, que têm sido implicados como agentes etiológicos na periodontite. Como já foi referido, a presença de agentes patogénicos periodontais, embora necessária para causar a doença, não é suficiente. De facto, o rácio de probabilidades de desenvolver doença periodontal num indivíduo que alberga um dos putativos agentes patogénicos periodontais não é suficientemente elevado para os considerar um fator de risco **(Ezzo e Cutler, 2003)**. A presença de A. *actinomycetemcomitans* não confere qualquer risco adicional de desenvolvimento de periodontite agressiva localizada em adultos, apesar do facto de a sua presença ser necessária para o desenvolvimento da doença **(Buchmann, *et al.*, 2000)**. Foi demonstrado que *Prevotella intermedia, P gingivalis, eFusobacterium nucleatum* podem ser indicadores de risco para a doença periodontal numa população diversificada, embora não sejam factores de risco <u>**(Alpagot *et al.*, 1996)**</u>[3]

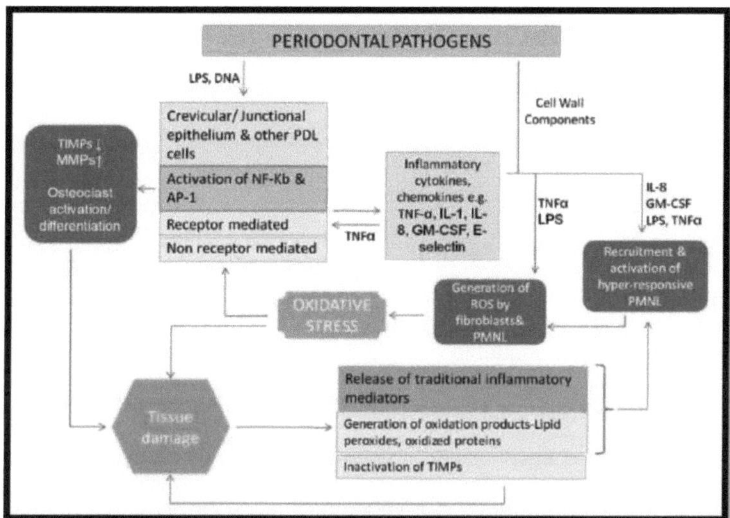

Fig 1: Papel dos microrganismos na causa da doença periodontal

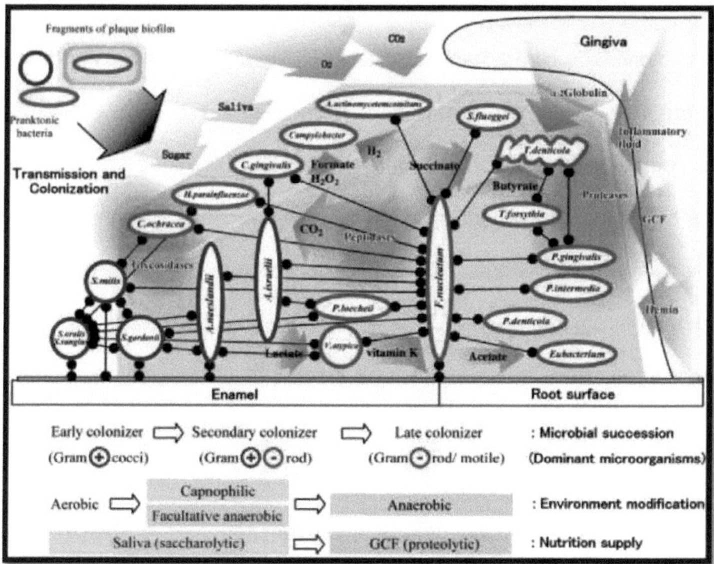

Fig 2: Várias interações microbianas

Envelhecimento

O envelhecimento está associado a um aumento da incidência de doença periodontal. No entanto, tem sido sugerido que o aumento do nível de destruição periodontal observado com o envelhecimento é o resultado da destruição cumulativa e não o resultado do aumento das taxas de destruição. Assim, o envelhecimento não é um fator de risco per se A gengivite, em graus variáveis, é um achado quase universal em crianças e

adolescente. A investigação também observou alguns dos organismos presentes na doença periodontal em crianças pequenas sem sinais de problemas gengivais. Um inquérito revelou que 3,6% dos adultos com idades compreendidas entre os 18 e os 34 anos tinham tido doença periodontal. À medida que as pessoas envelhecem, o risco de doença periodontal aumenta. Papapanou et al. demonstraram que a taxa média anual de perda óssea entre os indivíduos inicialmente com 70 anos de idade era de 0,28 mm em comparação com 0.07 nos indivíduos com 25 anos de idade[228] O aumento da gravidade da doença periodontal e da perda óssea com a idade está provavelmente relacionado com o período de tempo durante o qual os tecidos periodontais foram expostos à placa bacteriana, e considera-se que reflecte a história oral cumulativa do indivíduo[229] .Mais estudos realizados em alguns dos países desenvolvidos mostram padrões variáveis de progressão da doença periodontal. Estes estudos mostraram que a destruição periodontal avançada e a perda óssea são raramente observadas em indivíduos com menos de 40 anos[23 °]. Um achado semelhante foi observado mesmo na população idosa. Estudos entre os idosos mostraram que a doença periodontal avançada afecta apenas uma pequena fração deste grupo etário. No entanto, entre aqueles com doença avançada, ocorre uma maior degradação com o aumento da idade [230]

Género

O género é conhecido por ser um modificador do início e do resultado de muitas condições. Estabelecer se existem diferenças entre os sexos no desenvolvimento e progressão da periodontite é importante para compreender a patogénese e desenvolver modelos de avaliação de risco para o planeamento do tratamento, tendo em consideração o efeito de várias condições sistémicas relacionadas com o sexo que podem levar à periodontite. Existem provas que sustentam a maior prevalência de doença periodontal destrutiva nos homens do que nas mulheres. Os homens têm uma saúde oral mais precária do que as mulheres, tal como evidenciado pelos níveis mais elevados de placa bacteriana e de cálculo. O fator importante a considerar é que as mulheres ainda têm uma doença periodontal variada devido à flutuação hormonal em várias décadas da vida.[231,232,233,234]

Estatuto socioeconómico

Estes grupos foram constituídos e os indivíduos foram categorizados em classe baixa (<1500-5000), classe média (5000-15000) e classe alta (15000 e acima). Atualmente, são muito poucos os estudos que demonstram o efeito da educação geral, do estilo de vida e da posição socioeconómica na prevalência da doença periodontal. A condição gengival está claramente relacionada com um NSE mais baixo, mas a relação entre o NSE e a periodontite é menos direta. É certo que a saúde gengival é melhor entre os indivíduos com educação superior e com rendimentos mais seguros. O NSE é um fator modificável e pode ser examinado em modelos multivariados para a doença.[235,236,237]

Educação e raça

A doença periodontal tem uma relação recíproca com o nível educacional.

Quanto mais elevado for o nível educacional, mais baixas são as doenças periodontais (Department of Health Education and Welfare, 1966). Vários estudos envolvendo diferentes populações raciais encontraram algumas diferenças na expressão da doença periodontal. Mais uma vez, a raça não é um fator modificável, e algumas discrepâncias na expressão da doença podem ser explicadas pelas diferenças noutros factores de risco entre populações.[238]

Doenças cardiovasculares

A plausibilidade biológica da associação entre as doenças periodontais e as doenças cardiovasculares está bem estudada e inclui alguns dos seguintes possíveis mecanismos: concentrações elevadas de colesterol e a ação das bactérias orais no processo de aterosclerose ou a participação de proteínas de fase aguda que podem aumentar na periodontite crónica. Vários mecanismos biológicos têm sido propostos para explicar a relação entre as doenças periodontais e as doenças cardiovasculares. Assim, a periodontite pode provavelmente provocar uma resposta inflamatória sistémica e merece mais atenção. [239240241]

A doença periodontal é capaz de predispor à doença vascular devido à rica fonte de espécies microbianas subgengivais e à resposta do hospedeiro. Além disso, devemos estar conscientes de que estas doenças partilham muitos factores de risco e existem semelhanças evidentes nos mecanismos patogénicos básicos. A periodontite está associada ao aumento do nível da proteína C-reactiva e do fibrinogénio, independentemente das doenças coronárias. Além disso, existem evidências que sugerem que o aumento dos níveis de marcadores sistémicos de inflamação, como a proteína C-reactiva (PCR) e a interleucina-6 (IL-6), está associado a doenças cardiovasculares , . .

.241242243244

A bacteriemia causada por periodontite e doença dentária é conhecida como a principal causa de endocardite infecciosa. Em particular, os doentes que foram submetidos a cirurgia às válvulas cardíacas têm um risco significativo de endocardite infecciosa potencialmente fatal.

Estudos epidemiológicos e microbiológicos deram crédito ao conceito de que a doença periodontal pode ser um fator de risco separado para doenças cardiovasculares, doenças cerebrovasculares e parto prematuro de bebés de baixo peso.

Wu et al,[245] mostraram que a doença periodontal é outro fator de risco putativo e independente para a doença cerebrovascular, particularmente para o AVC isquémico. Alguns estudos não encontraram qualquer relação entre a periodontite e a doença cardíaca isquémica.[246]

O cálcio e a vitamina D da dieta como factores de risco para a doença periodontal

O papel do cálcio alimentar na doença periodontal também foi estudado, tendo sido encontrada uma relação inversa. **Nishida et al** relataram, a partir dos dados do NHANES III, que os indivíduos, especialmente as mulheres, com uma ingestão baixa de cálcio alimentar (menos de metade da dose dietética recomendada) tinham uma doença periodontal mais grave. O mesmo acontecia com os homens, mas o efeito era mais modesto.[247] Vários estudos mostram que os suplementos de cálcio e de vitamina D utilizados para prevenir ou tratar a osteoporose também parecem ter efeitos benéficos na retenção dos dentes. **Miley et al** demonstraram, num ensaio controlado e aleatório realizado ao longo de 5 anos, que os indivíduos que tomavam cálcio e vitamina D perdiam menos dentes do que os indivíduos do grupo de controlo. Os efeitos dos bisfosfonatos, que são normalmente utilizados para tratar a osteoporose, foram estudados quanto à sua capacidade de inibir a perda óssea periodontal. Num estudo, os bisfosfonatos foram eficazes na redução da perda óssea alveolar nos doentes que apresentavam uma densidade mineral óssea de base baixa. Outros estudos também mostram um efeito dos bisfosfonatos na redução da perda óssea alveolar.[248] O conhecimento da saúde óssea sistémica do doente dentário, bem como a ingestão de cálcio e vitamina D, pode ser importante para compreender o seu estado periodontal e orientar a modificação destes factores.

VIH/SIDA

A imunossupressão nos doentes com VIH torna-os altamente susceptíveis a infecções microbianas. Uma multiplicidade de lesões orais, incluindo formas únicas de doença periodontal, foram descobertas em indivíduos infectados com o vírus da imunodeficiência (VIH). A doença periodontal parece ser menor do que se pensava anteriormente. Muitos investigadores concordam que um fator importante que influencia a prevalência de doença periodontal única na população VIH é o grau de imunodeficiência. A patogénese da doença periodontal associada ao VIH ainda não é clara, mas pode dever-se ao resultado da microbiota e/ou alteração no hospedeiro. A gengivite VIH, agora designada por eritema gengival linear, e a periodontite VIH, agora designada por periodontite ulcerosa necrosante, têm perfis microbiológicos semelhantes à periodontite convencional do adulto, embora estas lesões sejam bastante diferentes clinicamente.

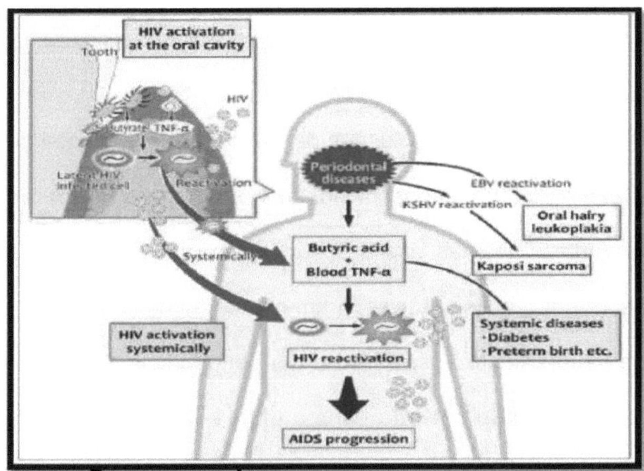

REVISÃO DA LITERATURA

Beck JD et al (1984)[249] realizaram um estudo transversal para determinar factores de risco para vários níveis de doença periodontal e necessidades de tratamento no Iowa (país nos EUA). Foram entrevistadas 1203 pessoas por telefone e foi efectuado um exame dentário de acompanhamento em casa. As necessidades de tratamento periodontal foram medidas utilizando o Índice de Necessidades de Tratamento Periodontal da OMS-621, que foi modificado e é agora conhecido como Índice Periodontal Comunitário de Necessidades de Tratamento (CPITN). Os resultados mostraram que **a idade** afectava a distribuição da hemorragia gengival, sendo que as pessoas com menos de 25 anos apresentavam o menor risco e as do grupo dos 25-34 anos a maior proporção. A idade também parecia afetar a distribuição das pessoas que apresentavam cálculo. No geral, metade da população tinha cálculos, sendo que aproximadamente % da população com mais de 54 anos tinha cálculos. As bolsas entre 3-6 mm eram exibidas por aproximadamente 20% da população no grupo etário dos 25-44 anos. Uma proporção muito pequena (1,3%) da população tinha bolsas de 6 mm ou mais profundas. 78,2% da população com idade igual ou superior a 5 anos tinha algum tipo de necessidade periodontal sob a forma de destartarização periodontal. Após os 24 anos de idade, cerca de metade da população necessitava de algum tipo de destartarização, ao passo que, após os 24 anos de idade, as necessidades de tratamento periodontal de rotina eram encontradas em 25-30% da população. **Os homens e as mulheres** não eram significativamente diferentes uns dos outros em qualquer nível de estado periodontal. No entanto, as tendências foram que os homens tendiam a ter um pouco mais de sangramento, cálculo e bolsas periodontais do que as mulheres. A relação entre o **estado periodontal e a última visita ao dentista** variou consoante o tipo de necessidade de tratamento. As pessoas que não iam ao dentista há 3 ou mais anos mostraram uma tendência para terem maior probabilidade de ter doença periodontal grave.

A relação entre o **nível de rendimento e** as necessidades de **tratamento periodontal** foi intrigante. Verificou-se que os grupos com rendimentos mais baixos não tinham necessidades complexas, em comparação com o grupo com rendimentos mais elevados, que tinha mais probabilidades de necessitar de tratamento de higiene oral ou de estar em risco elevado de necessitar de tratamento periodontal complexo. No entanto, esta relação foi muito provavelmente atribuída aos serviços sociais, incluindo a medicina dentária, para os quais o grupo com rendimentos mais baixos era elegível, ao passo que no grupo com rendimentos mais elevados os que necessitavam de necessidades de tratamento complexas podiam ter factores de risco relacionados com o estilo de vida, o comportamento dentário, alguns microrganismos patogénicos ou alguma resposta imunitária. Assim, os resultados corroboram as hipóteses de que mais do que um processo pode estar envolvido na doença periodontal e que apenas uma pequena parte da população estava em risco elevado de periodontite que conduziria à perda de dentes.

Grbic J et al (1991)[250] estudaram variáveis derivadas do paciente para identificar indivíduos em risco de futura perda de inserção clínica (CAL). Um total de 75 pacientes com periodontite crónica do adulto foram seguidos longitudinalmente durante 6 meses. Um total de 1911 dentes foram monitorizados, correspondendo a 11466 locais de exame. O exame clínico consistiu em 2 avaliações efectuadas com 1 semana de intervalo. Os parâmetros clínicos recolhidos foram a profundidade de sondagem, o nível médio de inserção (NMA), a hemorragia à sondagem, a recessão e o número de dentes. Os parâmetros epidemiológicos avaliados foram a idade, o estado de saúde, o género, o estado civil, o nível de educação e a profissão. Um total de 113 locais exibiu pelo menos 2,5 mm de CAL ou demonstrou um abcesso periodontal durante os 6 meses de monitorização. 31 (41,1%) dos 75 pacientes estudados apresentavam pelo menos 1 sítio com CAL. Utilizando um segundo critério, mais rigoroso, de 2 ou mais locais com NIC, 16 (21,1%) dos 75 pacientes apresentavam atividade da doença. Os parâmetros epidemiológicos de género, estado de saúde, estado civil, nível de educação e profissão não demonstraram uma relação significativa com a NIC, embora tenham sido observadas tendências para o género e o estado civil. Foi observada uma associação altamente significativa entre a idade e a atividade da doença. 89% dos doentes entre os 60 e os 69 anos apresentavam pelo menos 1 local ativo, enquanto 56% destes doentes apresentavam pelo menos 2 locais activos, o que indicava um aumento da incidência de CAL em doentes com mais de 60 anos de idade. Para os parâmetros clínicos estudados, os resultados indicaram que a presença de doença periodontal existente, avaliada pela MAL, era um fator de risco significativo para o desenvolvimento de futuras perdas de inserção. 85% dos pacientes com MAL de > 5 mm apresentavam pelo menos 1 sítio com perda de inserção e 62% apresentavam pelo menos 2 sítios. A profundidade de sondagem média inicial e a recessão média inicial apresentaram um padrão semelhante ao da MAL. A análise da hemorragia à sondagem revelou que 42,5% de todos os locais não sangraram à sondagem em nenhuma das duas avaliações, enquanto 32% dos locais sangraram à sondagem numa das duas avaliações e 25,5% dos locais sangraram à sondagem em ambas as avaliações. Uma percentagem igual de locais sangrou à sondagem na primeira visita em comparação com a segunda visita. Um aumento da incidência de hemorragia à sondagem na linha de base foi associado à CAL. Para os doentes com > 60% dos locais que sangravam à sondagem, 63% apresentavam pelo menos 1 local com CAL e 40% apresentavam pelo menos 2 locais. Também foi analisada a relação entre o número de dentes em falta (excluindo os terceiros molares) e a futura NIC e verificou-se que, à medida que o número de dentes diminuía, o risco de futura perda de inserção aumentava. Os pacientes que perderam 3 ou mais dentes apresentavam um risco significativamente maior de futuras CAL em comparação com os pacientes com menos de 2 dentes em falta. Assim, concluiu-se que, utilizando o número de locais activos por doente como medida da atividade da doença, uma análise de correlação indicou que a MAL tinha a correlação mais forte com a atividade da doença. A idade, a profundidade média de sondagem, a recessão média e o número de dentes em falta também foram considerados indicadores de risco estatisticamente significativos. Este estudo, portanto, determinou que os parâmetros clínicos poderiam ser usados para construir um perfil de risco para estimar a possibilidade de CAL no período de 6 meses após a terapia periodontal inicial.

Bakdash MB (1994)[251] determinou o papel das práticas de higiene oral diária relatadas pelo próprio e dos índices clínicos de placa bacteriana como factores de risco numa população com periodontite primariamente precoce num estudo clínico prospetivo. Um total de 174 indivíduos (62% mulheres e 38% homens), com idades compreendidas entre os 28 e os 78 anos, foram incluídos no estudo. 95% dos indivíduos não usavam tabaco, 12% tinham história de terapia periodontal e 81% relataram ter feito profilaxia dentária nos últimos 6 meses e foram selecionados com base em marcadores de risco bacterianos putativos e índices clínicos. Foi utilizado um imunoensaio para identificar a presença e o nível de P. Gingivalis, A.actinomycetemcomitans, P.intermedia, E.corrodens e F.nucleatum em cada amostra de placa bacteriana. Um grupo de alto risco bacteriano e um grupo de baixo risco bacteriano foram então selecionados com base na presença ou ausência de P.gingivalis e/ou A.actinomyecetmcomitans. As práticas de higiene oral auto-relatadas (obtidas através de um questionário auto-administrado) e as medições clínicas periodontais (índice de placa, índice de cálculo, índice gengival, profundidade de sondagem, hemorragia à sondagem e níveis de fixação relativos) foram obtidas no início e depois prospectivamente aos 14, 20 e 26 meses. Os resultados mostraram que, no início do estudo, 40% e 56% de todos os indivíduos relataram boas e excelentes práticas de higiene oral, respetivamente. Estas práticas foram muito consistentes em todos os períodos de tempo. Em geral, as pessoas com uma excelente higiene oral tendiam a ter mais sítios sem placa bacteriana do que as pessoas com boas práticas de higiene oral e foram observadas variações semelhantes relativamente ao cálculo. Não foram observadas tendências relativamente às boas e excelentes práticas de higiene oral de base e ao índice gengival e hemorragia à sondagem ao longo dos 4 períodos de tempo. Também não foi observada qualquer relação entre as boas e excelentes práticas de higiene oral na linha de base e o aumento da profundidade de sondagem desde a linha de base até cada um dos 3 intervalos de tempo. Foram observadas ligeiras tendências que favoreceram mais indivíduos com perda de inserção com boas práticas de higiene em comparação com excelentes práticas de higiene na linha de base. Para as pontuações clínicas de placa e índices periodontais, 33% de todos os indivíduos tinham >25% dos seus locais com índice de placa >1 na linha de base. Foram observadas algumas tendências que favorecem a acumulação de cálculo em pessoas com mais sítios com placa e também foram observadas tendências em relação ao aumento da profundidade de sondagem desde o início até aos 3 intervalos de tempo em pessoas que tinham uma maior proporção de superfícies com placa. Assim, a partir dos resultados deste estudo, concluiu-se que a higiene oral pode ser considerada como um indicador de risco, fator de risco e/ou preditor de risco. No entanto, a extensão da contribuição da higiene oral para o risco global de um indivíduo e de uma população varia e esta variação deve-se a razões como caraterísticas socioculturais, médicas, dentárias, comportamentais, práticas de higiene oral, experiências passadas e presentes com doenças dentárias e periodontais.

Genco R et al (1999)[252] investigaram a relação entre a doença periodontal e o stress, a angústia e a capacidade de lidar com a situação numa amostra de adultos de uma grande população. Foram incluídos no estudo 1426 indivíduos (741 do sexo feminino e 685 do sexo masculino) com idades compreendidas entre os 25 e os 74 anos. Foi efectuada uma avaliação clínica da placa supragengival, da hemorragia gengival, do cálculo subgengival, da profundidade de sondagem, do nível de inserção clínica e da altura radiográfica da crista alveolar, e foram medidos 8 agentes patogénicos bacterianos putativos da flora subgengival. Foi pedido aos sujeitos que preenchessem um conjunto de 5 questionários psicossociais que medem traços e atitudes psicológicas, incluindo eventos de vida discretos e os seus impactos, stress crónico ou tensões diárias, angústia, estilos e estratégias de lidar com a situação, e aborrecimentos e preocupações. Os resultados deste estudo mostraram que o stress, revelado como tensão financeira e depressão, estava associado a níveis mais elevados de doença periodontal, ou seja, níveis mais elevados de perda de inserção clínica ou níveis elevados de perda óssea alveolar. Verificaram também que os indivíduos que possuíam bons comportamentos de confronto, mesmo quando estavam sob tensão financeira, não apresentavam mais doença periodontal do que os indivíduos que não estavam sob tensão financeira. Assim, concluiu-se que as medidas psicossociais de stress são indicadores de risco significativos para uma doença periodontal mais grave em adultos e também que o sexo (masculino), o tabagismo, a diabetes mellitus, o Bacteroides forsythus e a Porphyromonas gingivalis eram factores de risco significativos.

Nishida M et al (2000)[247] investigaram a associação entre o consumo de cálcio na dieta e o cálcio sérico total com a doença periodontal, utilizando o Third National Health and Nutritional Examination Survey (NHANES III), que representa a população civil não institucionalizada dos EUA. O tamanho final da amostra incluída no estudo para o cálcio dietético foi de 12419 indivíduos e para o cálcio sérico foi de 11787 indivíduos. A ingestão de cálcio dietético foi determinada a partir de um registo alimentar de 24 horas e foi categorizada em 3 níveis [2 a 499 mg (baixo), 500 a 799 mg (moderado) e 800 mg e mais (alto)]. Foi também examinada a relação entre a doença periodontal e os níveis de cálcio sérico total. Foram efectuadas análises laboratoriais ao soro e foram obtidos dados sobre o cálcio sérico total. O exame periodontal incluiu a medição da hemorragia gengival, do cálculo, da profundidade de sondagem e do nível de fixação clínica em 2 quadrantes selecionados aleatoriamente por indivíduo, um maxilar e um mandibular. A extensão e a gravidade do exame periodontal foram examinadas e categorizadas como doença periodontal (indivíduos que tinham pelo menos 1 local de perda de inserção (AL > 5mm entre aqueles com AL média >1,5) e saudáveis (indivíduos com AL média de <1,5 mm). A associação entre a doença periodontal e a ingestão de cálcio foi também ajustada para a idade, hemorragia gengival e consumo de tabaco. Os resultados mostraram que dos indivíduos diagnosticados como tendo doença periodontal (casos) (23,2%) (perda média de inserção £ 1,5 mm), 31% eram utilizadores actuais de tabaco. A ingestão média de cálcio na dieta foi estatisticamente significativa e mais elevada para os homens do que para as mulheres, depois de ajustada para a idade, e verificaram-se tendências de diminuição da ingestão de cálcio na dieta com o aumento da idade, tanto nos homens como nas mulheres, e a ingestão média de cálcio nas mulheres foi inferior à RDA (dose dietética recomendada). O nível de cálcio sérico total nos homens foi ligeiramente superior ao das mulheres e registou-se uma tendência para a diminuição do cálcio sérico total com o aumento da idade nos homens. O cálcio sérico total apresentou uma baixa correlação com a ingestão de cálcio na dieta. O grupo etário mais jovem (20 a 39 anos), tanto nos homens como nas mulheres, e o grupo etário intermédio (40 a 59 anos) nos homens, mostraram uma associação estatisticamente significativa entre uma menor ingestão de cálcio alimentar e um aumento da doença periodontal. Nas mulheres, verificou-se um risco 54% maior de doença periodontal nos indivíduos que tinham níveis mais baixos de ingestão de cálcio alimentar e um risco 27% maior nos indivíduos que tomavam níveis moderados de cálcio alimentar, em comparação com os que tomavam 800 mg ou mais de cálcio alimentar por dia. Verificou-se uma associação significativa entre o baixo nível de cálcio sérico total e a doença periodontal nas mulheres mais jovens, mas não nos homens ou nas mulheres de outros grupos etários. Por conseguinte, concluiu-se que uma menor ingestão de cálcio alimentar e níveis totais de cálcio sérico têm uma associação estatisticamente significativa com níveis mais graves de doença periodontal.

Nishida M et al (2000)[253] , num estudo transversal, investigaram a associação entre a vitamina C dietética e a doença periodontal, comparando fumadores e não fumadores. A dimensão da amostra do estudo foi de 12419 indivíduos selecionados do NHANES III. A ingestão de vitamina C na dieta foi determinada a partir de um registo de 24 horas e categorizada em 5 intervalos (0 a 29 mg, 30 a 59 mg, 60 a 99 mg, 100 a 179 mg e > 180 mg). As avaliações periodontais incluíram a medição da hemorragia gengival, do cálculo, da profundidade de sondagem (PD) e do nível de inserção (AL). A informação sobre o consumo de tabaco, incluindo cigarros, tabaco de mascar, cachimbos e charutos, foi utilizada para cada análise do questionário e os indivíduos foram categorizados em nunca, antigos ou actuais utilizadores. As covariáveis incluíram a idade por década, o género, o consumo de tabaco e a hemorragia gengival. Os resultados mostraram que cerca de 1/3rd dos indivíduos (31%) eram consumidores actuais de tabaco. O consumo médio de vitamina C nos homens foi superior ao das mulheres, e o consumo de vitamina C na dieta das mulheres aumentou com a idade. Observou-se um aumento do risco de doença periodontal nos indivíduos que ingeriram menos vitamina C na dieta, após o ajuste para a idade, género, sangramento gengival e consumo de tabaco. Foi observada uma associação modesta, mas estatisticamente significativa, entre a doença periodontal e uma menor ingestão de vitamina C na dieta para toda a população. Foi observada uma tendência linear significativa mostrando que a ingestão média de vitamina C de fontes dietéticas era menor nos actuais utilizadores de tabaco do que nos utilizadores que nunca fumaram e nos antigos utilizadores de tabaco. Quando a associação entre a vitamina C e a doença periodontal foi examinada tendo em conta o estado de consumo de tabaco, foram encontradas associações estatisticamente significativas apenas nos antigos e actuais consumidores de tabaco, após o ajuste para a idade, sexo e sangramento gengival. O grupo de consumo mais elevado, que ingeriu 180 mg ou mais de vitamina C por dia, foi definido como grupo de referência. Registou-se um aumento fraco, mas significativo, da resposta à dose do risco de doença periodontal nos grupos de menor ingestão de vitamina C. Assim, concluiu-se que a ingestão de vitamina C na dieta estava fracamente, mas estatisticamente significativa, associada à doença periodontal e que os utilizadores de tabaco, em especial, apresentavam níveis mais elevados de doença periodontal se também consumissem níveis mais baixos de vitamina C na dieta.

Scannapieco FA et al (2001)[254] realizaram um estudo transversal e retrospetivo para avaliar potenciais associações entre as doenças respiratórias e o estado de saúde oral na população em geral, analisando dados do National Health and Nutrition Examination Survey III (NHANES III) que documenta o estado de saúde geral e nutricional de indivíduos selecionados aleatoriamente nos Estados Unidos de 1988 a 1994. Este estudo da base de dados do NHANES III incluiu uma população de estudo de 13.792 indivíduos > 20 anos de idade com pelo menos 6 dentes naturais. Neste estudo foram consideradas informações relativas às variáveis demográficas do indivíduo (idade em anos, sexo, raça e etnia, categorizadas como branco não hispânico, negro não hispânico, mexicano-americano e outras raças e etnias), estatuto socioeconómico (educação, rendimento familiar e frequência de consultas dentárias) e estilo de vida (história de tabagismo e consumo de álcool). Para a avaliação da condição respiratória, a história de bronquite e/ou enfisema foi registada a partir do questionário médico e também através do cálculo da relação entre o volume expiratório forçado (VEF) após 1 segundo (VEF1) *e* a capacidade expiratória forçada (CVF) x 100. O estado de saúde oral foi avaliado a partir do índice DMFS/T (soma do número de superfícies dentárias permanentes cariadas, ausentes ou obturadas), hemorragia gengival, recessão gengival, profundidade de sondagem, nível de inserção periodontal (MAL) e índice de saúde dentária (DHI definido como a soma do número de lesões cariosas e do número de dentes com uma profundidade de sondagem £ 5mm). Os resultados do estudo mostraram que a idade média de todos os indivíduos era de 44,4±17,8. A idade média dos indivíduos com Doença Pulmonar Obstrutiva Crónica (DPOC) era de 51,2±17,9, enquanto a idade média dos indivíduos sem esta condição era de 43,9±17,7 e havia ligeiramente mais mulheres não doentes do que homens na amostra (96821 versus 6161), 2/3rd do grupo DPOC eram mulheres (506 de 810 indivíduos). A maioria dos indivíduos tinha 12 ou mais anos de escolaridade, mas o rendimento familiar era inferior a 30.000 dólares. Os indivíduos com DPOC tinham, em média, mais perda de inserção periodontal e um índice de saúde oral mais elevado do que os indivíduos sem DPOC. Foi também observada uma relação estatisticamente significativa entre a diabetes e a DPOC, sugerindo que os diabéticos tinham um risco mais elevado de ter DPOC do que os não diabéticos. Não foi observada qualquer relação entre a hemorragia gengival isolada e uma história de bronquite crónica/enfisema, nem quando o ponto de corte para a MAL era >1,5 mm. No entanto, o risco de DPOC pareceu ser significativamente elevado quando a perda de inserção foi considerada grave (MAL >2 mm) em comparação com o grupo saudável (<2 mm MAL) e a função pulmonar também pareceu diminuir à medida que a quantidade de perda de inserção aumentava. Por conseguinte, concluiu-se que uma saúde oral deficiente, caracterizada por uma higiene inadequada que resulta na formação de placa dentária ou doença periodontal, estava associada a uma doença pulmonar grave.

Susin C et al (2004)[255] realizaram um estudo transversal para avaliar a ocorrência de perda de inserção periodontal numa amostra representativa de um grande segmento da população urbana adulta do estado brasileiro do Rio Grande do Sul e para avaliar a associação de variáveis demográficas, comportamentais e ambientais com a ocorrência de perda de inserção nesta população. O inquérito abrangeu 14 grandes municípios da área metropolitana de Porto Alegre (Brasil) e foram selecionadas 11 áreas geográficas, duas (18,2%) áreas com estatuto socioeconómico elevado (aqueles com um nível de rendimento mais elevado e com >9 anos de escolaridade) e nove (81.8%) zonas de baixo nível socioeconómico (aquelas em que mais de 40% dos chefes de família tinham um rendimento mensal de cerca de 180 dólares e tinham 1 a 4 anos de escolaridade) e os indivíduos que tinham um nível económico e de escolaridade superior ao grupo de baixo nível socioeconómico, mas inferior ao grupo de alto nível, foram classificados como tendo um nível socioeconómico médio. A amostra total do estudo incluiu 974 indivíduos com idades compreendidas entre os 30 e os 103 anos, dos quais 121 eram edêntulos e 853 dentados (388 [45,5%] homens e 465 [54,5%] mulheres, 686 [80,4%] brancos e 167 [19,6%] não brancos). A média de perda dentária foi de 9,2; variando de 5,2 entre os indivíduos de 30 a 39 anos a 16,2 para pessoas com mais de 70 anos. A exposição ao consumo de cigarros foi avaliada de acordo com os anos de consumo de maços e foi classificada em não fumadores, fumadores ligeiros (1 a

2734 maços), moderados (2735 a 7300 maços) e fumadores pesados (>7300 maços) e os indivíduos do estudo foram também classificados de acordo com a frequência e os motivos das visitas ao dentista nos últimos 5 anos (os indivíduos que visitaram um dentista regularmente para cuidados de manutenção foram classificados como tendo visitas regulares ao dentista e os indivíduos que visitaram um dentista apenas para tratamento dentário de emergência ou que não visitaram um dentista nos últimos 5 anos foram classificados como tendo visitas irregulares ao dentista). O exame clínico incluiu o exame da profundidade de sondagem (PD), recessão gengival, perda de inserção clínica (CAL) e foi registado em todos os dentes permanentes totalmente erupcionados, excluindo os terceiros molares, utilizando uma sonda periodontal manual. Os resultados mostraram que aproximadamente 97%, 79% e 52% dos indivíduos e 68%, 36% e 16% dos dentes por indivíduo tinham CAL >3 mm, >5 mm e >7 mm, respetivamente. Tanto a percentagem de indivíduos como a percentagem de dentes por indivíduo com CAL aumentaram com o aumento da idade. Os homens apresentaram uma prevalência significativamente maior de CAL e frequência de dentes com CAL do que as mulheres. Os não brancos apresentaram uma prevalência significativamente maior de CAL >5 mm do que os brancos. No entanto, as duas raças mostraram percentagens comparáveis de indivíduos com CAL ligeira (>3mm) e severa (>7mm). Os molares superiores foram os dentes mais frequentemente afectados com CAL, 77% dos primeiros molares superiores em pessoas com 50 anos ou mais tinham CAL >5 mm. Foi observado um padrão consistente de relação entre a perda de inserção e o estatuto socioeconómico. No grupo de baixo estatuto socioeconómico, 83% dos indivíduos e 41% dos dentes apresentavam CAL >5 mm, enquanto que os valores correspondentes no grupo de elevado estatuto socioeconómico eram

74% dos indivíduos e 28% dos dentes, tendo sido também observada uma tendência semelhante para limiares mais elevados de CAL. O estatuto de fumador de cigarros teve uma relação significativa com a prevalência e extensão da perda de inserção. Os fumadores moderados e pesados apresentaram um aumento significativo de

Aichelmann Reidy ME et al (2010)[256] realizaram um estudo transversal retrospetivo para investigar a relação entre a doença periodontal, medida pela perda óssea alveolar. O objetivo era determinar se a gravidade da perda óssea alveolar está relacionada com a infeção pelo VIH ou com comportamentos de alto risco associados à infeção pelo VIH numa população de indivíduos que são VIH+ ou que relatam comportamentos de alto risco associados à infeção pelo VIH. A população de sujeitos era composta por indivíduos que relataram comportamentos de alto risco para a infeção pelo VIH, identificados por um questionário de saúde que incluía perguntas relacionadas com o abuso de drogas intravenosas, atividade sexual de alto risco, transfusões e testes de VIH. Foram incluídos no estudo 355 pacientes dentados com radiografias panorâmicas e/ou séries de boca completa (189 tinham séries de boca completa, 274 tinham radiografias panorâmicas e 108 tinham ambos os tipos de película). As medições de perda óssea foram obtidas a partir de radiografias e foram calculados os níveis médios de osso alveolar por dente e por indivíduo. Os resultados mostraram que, na amostra de indivíduos dentados, havia uma elevada proporção de fumadores (67%), predominantemente negros (66%), e que os indivíduos fumadores apresentavam uma perda óssea cerca de 20% superior à dos não fumadores. Houve uma maior proporção de homens (65%) do que de mulheres. Um total de 18,6% dos indivíduos da amostra eram HIV+. A idade média e mediana foi de 41 anos (variação de 17 a 77 anos). Houve múltiplas relações estatisticamente significativas entre a perda óssea alveolar e as potenciais variáveis explicativas, como a idade (crescente), a raça (negra), o género (masculino), a partilha de uma agulha (sim), o sexo masculino com sexo masculino (não), o tabagismo (sim), a diabetes (sim), a hepatite A positiva e a hepatite C positiva, todas elas significativamente relacionadas com o aumento da perda óssea alveolar. Assim, a conclusão do estudo foi que a infeção pelo VIH não estava relacionada com a perda óssea alveolar em indivíduos com comportamentos de alto risco para a infeção pelo VIH.

Mesa F et al (2014)[257] realizaram um estudo observacional de controlo de casos para explorar a associação entre o stress e a periodontite através da quantificação dos biomarcadores de stress na saliva (IgA e cortisol) e na urina (cortisol, cortisol ajustado à creatinina, metanefrina, normetanefrina e metanefrinas totais) e para determinar qualquer associação entre o índice de placa (IP), a inflamação gengival e a perda de dentes com os biomarcadores de stress em pacientes com periodontite. Um total de 82 pacientes, 41 casos que tinham pelo menos 4 dentes com pelo menos um local com profundidade de sondagem (PD >4 mm) e perda de inserção clínica [AL >3 mm] no mesmo local e 41 controlos (PD <3 mm e AL <2 mm) nos mesmos locais foram incluídos no estudo (5 controlos foram excluídos porque não entregaram a sua amostra de urina de 24 horas). Foram recolhidos dados sobre sexo, idade, nível socioeconómico, estado civil (casado, solteiro, separado ou viúvo), consumo de tabaco (número de cigarros por dia) e história familiar de periodontite. O exame periodontal foi efectuado em seis locais de cada dente para determinar a média de PD e AL em mm, a percentagem de hemorragia à sondagem (BOP), PI e o número de dentes perdidos. O cortisol salivar foi determinado por imunoensaio de electro-quimioluminiscência e a IgA salivar (sIgA) foi determinada por imunoturbidimetria. A metanefrina livre, a normetanefrina livre e as metanefrinas totais na urina foram determinadas por ensaio de imunoabsorção enzimática (ELISA). Os resultados mostraram que, dos 77 doentes, 31 eram do sexo masculino e 46 do sexo feminino, com idades compreendidas entre os 19 e os 79 anos e uma idade média de 46,25 anos. Verificou-se uma maior proporção de homens (51% versus 28%) e uma idade média mais elevada (54 anos versus 38 anos) nos casos do que nos controlos. Os resultados mostraram que os indivíduos com níveis de cortisol salivar acima do valor mediano tinham um risco 2,6 vezes maior de periodontite do que aqueles com níveis abaixo da mediana e os indivíduos com níveis de metanefrina na urina acima da mediana apresentavam um risco 3,4 vezes maior de periodontite, enquanto aqueles com níveis de normetanefrina na urina acima da mediana tinham um risco 2,63 vezes maior de periodontite e aqueles com metanefrina total na urina acima da mediana tinham um risco 5 vezes maior de periodontite. Os níveis de cortisol salivar e de sIgA eram semelhantes entre casos e controlos, ao passo que os níveis de metanefrina urinária e de metanefrina total eram significativamente mais elevados no grupo dos casos. O cortisol salivar no grupo de casos foi correlacionado com PI, BOP e número de dentes em falta; nenhum biomarcador foi correlacionado com PD, AL ou idade. Assim, concluiu-se que existia uma associação entre as concentrações urinárias dos metabolitos das catecolaminas (metanefrina, normetanefrina e metanefrina total) e a periodontite crónica. Os níveis de cortisol salivar nos pacientes com periodontite estavam correlacionados com pior PI, maior inflamação gengival e maior perda dentária.

Kim HS et al (2014)[25S] avaliaram a associação entre os níveis plasmáticos de manganês (Mn) e o estado periodontal numa amostra representativa de adultos coreanos. Os dados utilizados neste estudo foram um subconjunto do quarto Inquérito Nacional de Saúde e Nutrição da Coreia (KNHANES) realizado em 2009. O conjunto final de amostras para o KNHANES incluiu 4600 agregados familiares e 10533 participantes, dos quais 7095 indivíduos com idade inferior a 19 anos efectuaram um exame periodontal. Entre eles, 1679 indivíduos (808 homens e 871 mulheres com uma idade média de 41,70 anos) que tinham dados para os níveis plasmáticos de Mn constituíram o grupo de amostra final para este estudo. O Índice Periodontal Comunitário (IPC) da Organização Mundial de Saúde (OMS) foi utilizado para avaliar o estado periodontal (um IPC mais elevado foi definido como um código IPC £3 que indicava que pelo menos 1 local tinha uma profundidade de sondagem >3,5 mm). O Mn foi medido ao nível do sangue total (pg/ dl) e os níveis plasmáticos foram divididos em quatro quartis (primeiro: <1,057pg/ dl, segundo: 1,057 a 1,274 pg/dl, terceiro: 1,275 a 1,544 pg/dl e quarto >1,544 pg/dl). As variáveis sociodemográficas incluíram o sexo, a idade, o rendimento do agregado familiar (calculado como o rendimento familiar ajustado ao número de membros da família) e o nível de escolaridade (definido como o diploma mais elevado que o participante tinha recebido). Os comportamentos de saúde oral incluíram a frequência diária de escovagem dos dentes e a utilização de fio dentário ou de uma escova interdentária. A condição de fumador foi incluída como comportamento de saúde geral, e os participantes foram divididos em três grupos, dependendo da condição: não fumadores (aqueles que nunca fumaram ou fumaram <100 cigarros na vida); fumadores actuais (aqueles que fumam atualmente e fumaram >100 cigarros na vida); e fumadores passados (aqueles que fumaram no passado, mas não eram fumadores actuais). Os resultados mostraram que a prevalência de IPC superior, definida como um código IPC >3, foi de 30,9% (a do código 4 foi de 5,9%). Foi observada uma associação significativa entre os níveis plasmáticos de Mn e o

IPC mais elevado no modelo de regressão logística multivariada para a amostra total. Entretanto, os resultados das análises de subgrupo mostraram que a associação foi diferente de acordo com os estratos de sexo e tabagismo e foi encontrada uma associação significativa entre o Mn plasmático e o estado periodontal apenas nos homens. Esta diferença de sexo pode ser explicada pelo estrogénio, uma hormona sexual importante nas mulheres. Em comparação com o quarto quartil, verificou-se uma associação moderada entre os níveis plasmáticos de Mn do primeiro quartil e um IPC mais elevado nos homens e nos fumadores actuais. No entanto, não se verificou uma associação significativa entre os níveis plasmáticos de Mn e um IPC mais elevado nas mulheres e nos não fumadores. Assim, a partir dos resultados, concluiu-se que o estado periodontal estava significativamente associado aos níveis plasmáticos de Mn em adultos coreanos, especialmente em homens e fumadores.

CAPÍTULO 10

Referências

- A. Hugoson, L. Laurell, e D. Lundgren, "Frequency distribution of individuals aged 20-70 years according to severity of periodontal disease experience in 1973 and 1983," Journal of Clinical Periodontology, vol. 19, no. 4, pp. 227-232, 1992.
- B. Noack, R. J. Genco, M. Trevisan, S. Grossi, J. J. Zambon, and E. deNardin, "Periodontal infections contribute to elevated systemic C-reactive protien level," *Journal of Periodontology,* vol. 72, no. 9, pp. 1221-1227, 2001.
- C. Susin, R. V. Oppermann, O. Haugejorden, and J. M. Albandar, "Tooth loss and associated risk indicators in an adult urban population from south Brazil," *Ata Odontologica Scandinavica,* vol. 63, no. 2, pp. 85-93, 2005.
- E. L. Erde, "Irrational and pregnant", *TheHastings Center report,* vol. 22, no. 3, p. 45, 1992.
- F. A. Scannapieco, "Position paper of The American Academy of Periodontology: periodontal disease as a potential risk fator for systemic diseases," *Journal of Periodontology,* vol. 69, no. 7, pp. 841-850, 1998.
- Forss H, Markkanen H,Klemetti E, Collin HL, Lassila V. Estado mineral do esqueleto e doença periodontal avançada. *J Clin Periodontol* 1994
- G. D. Slade e A. J. Spencer, "Periodontal attachment loss among adults aged 60+ in South Australia," Community Dentistry and Oral Epidemiology, vol. 23, no. 4, pp. 237-242, 1995
- G. H. Gilbert, "Racial and socioeconomic disparities in health from population-based research to practice-based research: the example of oral health," *Journal of Dental Education,* vol. 69, no. 9, pp. 1003-1014, 2005.
- G. Tuter, B. Kurtis, e M. Serdar, "Evaluation of gingival crevicular fluid

and serum levels of high-sensitivity C-reactive protein in chronic periodontitis patients with or without coronary artery disease," *Journal of Periodontology,* vol. 78, no. 12, pp. 2319-2324, 2007.

- H. Loe, A. Anerud, H. Boysen, e E. Morrison, "História natural da doença periodontal no homem. Rapid, moderate and no loss of attachment in Sri Lankan laborers 14 to 46 years of age," *Journal of Clinical Periodontology,* vol. 13, no. 5, pp. 431-445, 1986
- J. D. Beck, G. G. Koch, R. G. Rozier, e G. E. Tudor, "Prevalence and risk indicators for periodontal attachment loss in a population of older community-dwelling blacks and whites," *Journal of Periodontology,* vol. 61, no. 8, pp. 521-528, 1990.
- J. L. Ebersole, R. L. Machen, M. J. Steffen, e D. E. Willmann, "Systemic acute-phase reactants, C-reactive protein and haptoglobin, in adult periodontitis," *Clinical and Experimental Immunology,* vol. 107, no. 2, pp. 347-352, 1997.
- M. I. Fredriksson, C. M. S. Figueredo, A. Gustafsson, K. G. Bergstom, e B. E. "Asman, "Effect of periodontitis and smoking on blood leukocytes and acute-phase proteins," *Journal of Periodontology,* vol. 70, no. 11, pp. 1355-1360, 1999.
- Nishida M
- P. Meisel, J. Reifenberger, R. Haase, M. Nauck, C. Bandt, e T. Kocher, "As mulheres são periodontalmente mais saudáveis do que os homens, mas porque é que não têm mais dentes do que os homens?" Menopause, vol. 15, no. 2, pp. 270-275, 2008.
- P. N. Papapanou e J. L. Wennstrom, "Radiographic and clinical assessments of destructive periodontal disease," Journal of Clinical

Periodontology, vol. 16, no. 9, pp. 609-612, 1989.

• S. G. Grossi, R. J. Genco, E. E. Machtei et aL, "Assessment of risk for periodontal disease. II. Indicadores de risco para perda óssea alveolar," Journal of Periodontology, vol. 66, no. 1, pp. 23-29, 1995.

• T. Mundt, C. Schwahn, F. Mack et aL, "Risk indicators for missing teeth in working-age pomeranians-an evaluation of high-risk populations," Journal of Public Health Dentistry, vol. 67, no. 4, pp. 243-249, 2007.

• T. Nakajima, T. Honda, H. Domon et aL, "Periodontitis associated upregulation of systemic inflammatory mediator level may increase the risk of coronary heart disease," *Journal of Periodontal Research,* vol. 45, no. 1, pp. 116-122, 2010.

• T.Wu, M. Trevisan, R. J. Genco, J. P. Dorn, K. L. Falkner, e C. T. Sempos, "Periodontal disease and risk of cerebrovascular disease: the First National Health and Nutrition Examination Survey and its follow-up study," *Archives of Internal Medicine,* vol. 160, no. 18, pp. 2749-2755, 2000

• W. Pitiphat, W. Savetsilp, e N. Wara-Aswapati, "C-reactive protein associated with periodontitis in a Thai population," *Journal of Clinical Periodontology,* vol. 35, no. 2, pp. 120-125, 2008.

BIBLIOGRAFIA

1. Avasthy P, Govila V,Verma S.Pant VA,Sharma M.Risk Factors for Periodontal Disease. J App. Dent. Med. Sci. 2015; 1(1):44-54.

2. J. M. Albandar, "Epidemiology and risk factors of periodontal diseases," Dental Clinics of North America, vol. 49,no. 3, pp. 517- 532, 2005.

3. Periodontologia Clínica de Carranza. Décima edição. Saunders Elsiever 2006.

4. AUehani YA. Factores de Risco da Doença Periodontal: Revisão da Literatura. Revista Internacional de Odontologia. 2014.

5. Hart TC, Shapira L, Van Dyke TE. Defeitos de neutrófilos como factores de risco para doenças periodontais. J Periodontol 1994; 65: 521-529.

6. Leknes KN. A influência das caraterísticas anatómicas e iatrogénicas da superfície radicular na destruição bacteriana e periodontal: A Review. J periodontal 1997; 68(6) :507-516.

7. Matthews DC, Tabesh M. Deteção de factores localizados relacionados com os dentes que predispõem a infecções periodontais. Periodontol 2000; 2004;34:136-50

8. Blieden T M. Questões relacionadas com os dentes. Ann periodontal 1999;4(1): 91-7

9. Buckley LA. A relação entre a má oclusão e a doença periodontal doença. J Periodontol 1972; 43(7): 415-7.

10. Silness J, Roynstrand T, Relação entre as condições de alinhamento dos dentes nos segmentos anteriores e a saúde dentária. J Clin Periodontol 1985; 12(4): 312-20.

11. Kornman KS, Loe H. O papel dos factores locais na etiologia das doenças periodontais. Periodontol 2000 1993 2; 83-97

12. Jernberg GR., Bakdash MB, Keenan KM. Relação entre contactos abertos proximais do dente e doença periodontal. J Periodontol 1983; 54(9): 529-33.

13. Koral SM, Howell T.H, Jeffcoat MK. Perda óssea alveolar devido a contactos interproximais abertos na doença periodontal. J Periodontol 1981 ;52(8): 447-50.

14. Geiger A M, Wasserman B H, Turgeon L R . Relação entre oclusão

e doença periodontal. 8. - Relação do apinhamento e espaçamento com a destruição periodontal e inflamação gengival. J Periodontol 1974; 45(1):43- 49.

15. Grant, Stern , Listgarten. Tratamento do traumatismo periodontal. Periodontia, sexta edição. C.V Mosby company 1988.

16. Kepic TJ, O'Leary TJ. O papel da relação da crista marginal como fator etiológico na doença periodontal. J Periodontol 1978; 49(11): 570-5.

17. Haney JM, Leknes KN, Lie T, Selvig KA, Wikesjo UM. Rutura cementária relacionada com a rápida degradação periodontal: Um relato de caso. J Periodontol 1992; 63(3):220-4.

18. Ishikawa I, Oda S., Hayashi J., Arakawa S. Lacerações cementárias cervicais em pacientes idosos com Periodontite do adulto. Relato de casos. J Periodontol 1996; 67(1) : 15-20.

19. Gher ME, Vernino AR. Morfologia da raiz - significado clínico na patogénese e tratamento da doença periodontal. J Am Dent Asoc 1980 ;101(4): 627-33.

20. Gher MW Jr, Dunlap RW . Variação linear na área de superfície radicular do primeiro molar superior. J Periodontol 1985; 56(1): 39-43.

21. Mass E, Aharoni K, Vardimon AD. Sulco labial-cervical-vertical nos incisivos permanentes superiores - prevalência, severidade e tecido mole afetado. Quintessence Int 2005 ;36(4) :281-6

22. AL-Shammari KF, Kazor CE, Wang HL.Anatomia da raiz do molar e tratamento de defeitos de furca. J Clin Periodontol 2001:28(8):730-40.

23. Leknes KN, Lie T, Selvig KA. Sulcos radiculares: Um fator de risco na perda de inserção periodontal. J Periodontol 1994;65(9):859-63.

24. Hou GL, Tsai CC. Relação entre os sulcos palato-radiculares e a periodontite localizada. J Periodontol 1993;20(9) :678-82.

25. Hou GL, Chen YM, Tsai CC, Weisgold AS. Uma nova classificação do envolvimento da furca do molar com base no tronco da raiz e na perda óssea horizontal e vertical. Int J Periodontics Restorative Dent 1998; 18(3): 257- 65.

26. Svardstrom G, Wennstrom JL. Topografia de furca dos primeiros molares superiores e inferiores. J Clin Periodontol 1988; 15(5) :271-5.

27. Santana RB, Uzel MI, Gusman H, Gunaydin Y, Jones JA, Leone CW. Análise morfométrica da anatomia da furca de molares inferiores. J Periodontol 2004; 75(6): 824-9.

28. Swan RH, Hurt WC. As projecções cervicais do esmalte como fator etiológico no envolvimento da furca. J Am Dent Assoc 1976; 93(2):342-5.

29. Bissada NF, Abdelmalek RG. Incidência de projecções cervicais do esmalte e sua relação com o envolvimento da furca no crânio egípcio. J Periodontol 1973; 44(9) :583-5.

30. Shiloh J, Kopezyk R. Variações no desenvolvimento da morfologia dentária e doença periodontal. J Am Dent Assoc 1979;99(4): 627-630.

31. Leib AM, Berdon JK. Envolvimentos de furca correlacionados com projecções de esmalte da junção cemento-esmalte. J Periodontol 1967; 38(4): 330-4.

32. Bower RC. Morfologia da furca em relação ao tratamento periodontal. Morfologia da superfície radicular da furca. J Periodontol 1979; 50(7):366-74.

33. Soben Peter. Quarta edição. Essentials of community and preventive dentistry (Fundamentos da medicina dentária comunitária e preventiva). 2009.

34. Mandel I. Sinais de fumo - um alerta para a doença oral. J of Amer Den Asso 1994; 125: 872-8.

35. Johnson GK, Guthiller JM. O impacto do consumo de cigarros na

doença periodontal e no tratamento. Perio 2000 2000; 44: 178- 94.

36. McGuire JR. Cotinine in saliva and gingival crevicular fluid of smokers with periodontal disease (Cotinina na saliva e fluido crevicular gengival de fumadores com doença periodontal). J Periodontol 1989; 176-81.

37. Benowitz NL, Jacob P, Jones RT, Rosenberg J. Interindividual variability in the metabolism and cardiovascular effects of nicotine in man. J Pharmacol Exp Ther 1982; 221; 368-72.

38. James JA, Sayers NM, Drucker DB, Hill PS. Efeito dos produtos do tabaco na fixação e crescimento dos fibroblastos do ligamento periodontal. J Periodontol 1999; 70: 518- 25.

39. Palmer RM, Wilson RF, Hasan AS, Scott DA. Mecanismos de ação dos factores ambientais - tabagismo. J Clin Periodontol 2005; 32: 180-95.

40. Kristofferson, T. (1970) Condições periodontais em soldados noruegueses. Um estudo epidemiológico e experimental. Scandinavian Journal of Dental Research 78, 34-53.

41. Macgregor IDM, Edgar WM, Greenwood AR. Effects of cigarette smoking on the rate of plaque formation. J Clin Peridontol 1985; 12:35-41

42. Bergstrom, J. & Preber, H. (1986) Influência do consumo de cigarros no desenvolvimento de gengivite experimental. Journal of Periodontal Research 21, 668-676.

43. Hanioka, T., Tanaka, M., Ojima, M., Takaya, K., Matsumori, Y. & Shizukuishi, S. (2000a) Suficiência de oxigénio na gengiva de fumadores e não fumadores com doença periodontal. Journal of Periodontology 71, 1846-1851.

44. Preber, H., Bergstrom, J. & Linder, L. E. (1992) Ocorrência de periopatógenos em pacientes fumadores e não fumadores. Journal of Clinical Periodontology 19, 667-671.

45. Stoltenberg, J. L., Osborn, J. B., Pihlstrom, B. L., Herzberg, M. C., Aeppli, D. M., Wolff, L. F. & Fischer, G. (1993) Association between cigarette smoking, bacterial pathogens, and periodontal status. Journal of Periodontology 64, 1225-1230.

46. Bostrom, L., Bergstrom, J., Dahle'n, G. & Linder, L. (2001) Smoking and subgingival microflora in periodontal disease. Journal of Clinical Periodontology 28, 212-219.

47. Zambon, J. J., Grossi, S. G., Machtei, E. E., Ho, A. W., Dunford, R. & Genco, R. J. (1996) O consumo de cigarros aumenta o risco de infeção subgengival com agentes patogénicos periodontais. Journal of Periodontology 67, 1050-1054.

48. Umeda, M., Chen, C., Bakker, I., Contreras, A., Morrison, J. & Slots, J. (1998) Risk indicators for harbouring periodontal pathogens. Journal of Periodontology 69,1111-1118.

49. Pindborg, J. J. (1947) Tobacco and gingivitis. Journal of Dental Research 26, 261-264.

50. Kardachi, B. J. R. & Clarke, N. G. (1974) A etiologia da gengivite ulcerativa necrosante aguda: uma explicação hipotética. Journal of Periodontology 45, 830-832.

51. Bergstro'm, J. & Floderus-Myred, B. (1983) Cotwin control study of the relationship between smoking and some periodontal disease factors. Community Dentistry on Oral Epidemiology 11, 113-116.

52. Meekin, T. N" Wilson, R. F" Scott, D. A., Ide, M. & Palmer, R. M. (2000) Laser Doppler flowmeter measurement of relative gingival and forehead skin blood flow in light and regular smokers during and after smoking. Journal of Clinical Periodontology 23, 236-242.

53. Mavropoulos, A., Aars, H. & Brodin, P. (2003) Hyperaemic response to cigarette smoking in healthy gingiva. Journal of Clinical Periodontology 30, 214-221.

54. Morozumi, T" Kubota, T" Sato, T" Okuda, K. & Yoshie, H. (2004) A cessação do tabagismo aumenta o fluxo sanguíneo gengival e o fluido crevicular gengival. Jornal de Periodontologia Clínica 31,267-272

55. Mirbod, S. M" Ahing, S. I. & Pruthi, V. K. (2001)

Estudo imunohistoquímico da densidade dos vasos sanguíneos gengivais vestibulares e da circunferência interna em fumadores e não fumadores. Jornal de Periodontologia 72, 1318-1323.

56. Rezavandi, K., Palmer, R., Odell, E., Scott, D. & Wilson, R. (2002) Expressão de ICAM-1 e E-selectina nos tecidos gengivais de fumadores e não fumadores com periodontite. Journal of Oral Pathology and Medicine 31, 59-64.

57. Ana pejcic, radmila obradovic, ljiljana kesic, draginja kojovic. Tabagismo e doença periodontal - uma revisão. Facta universitatis 2007; 14: 53-59.

58. MacFarlane GD, Herzberg MC, Wolff LF, Hardie NA. Periodontite refractária associada a fagocitose anormal de leucócitos polimorfonucleares e ao consumo de cigarros. J Perio 1992; 63: 908-913.

59. Alavi AL, Palmer RM, Odell EW, Coward PY, Wilson RF. Elastase in gingival crevicular fluid from smokers and nonsmokers with chronic inflammatory periodontal disease. Oral Dis 1995; 3: 110-114.

60. Seow, W. K., Thong, Y. H., Nelson, R. D., MacFarlane, G. D. & Herzberg, M. C. (1994) Nicotine-induced release of elastase and eicosanoids by human neutrophils. Inflammation 18, 119-127.

61. Seagrave, J., Barr, E. B" March, T. H. & Nikula, K. J. (2004) Effects of cigarette smoke exposure and cessation on inflammatory cells and matrix metalloproteinase activity in mice. Experimental Lung Research 30, 1-15.

62. Drost, E. M., Selby, C., Lannan, S., Lowe, G. D. & MacNee, W. (1992) Changes in neutrophil deformability following in vitro smoke exposure: mechanism and protection. American Journal of Respiratory Cell Molecular Biology 6, 287-295

63. Pabst, M. J., Pabst, K. M., Collier, J. A., Coleman, T. C., Lemons-Prince, M. L. Godat, M. S., Waring, M. B. & Babu, J. P. (1995) Inhibition of neutrophil and monocyte defensive functions by nicotine. Journal of Periodontology 66, 1047-1055.

64. Sorensen, L. T., Nielsen, H. B., Kharazmi, A. & Gottrup, F. (2004) Effect of smoking and abstention on oxidative burst and reactivity of neutrophils and monocytes. Surgery 136, 1047-1053.

65. Nguyen, H., Finkelstein, E., Reznick, A., Cross, C. & van der Vliet, A. (2001) Cigarette smoke impairs neutrophil respiratory burst activation by aldehyde- induced thiol modifications. Toxicology 160, 207-217.

66. Iho, S., Tanaka, Y., Takauji, R., Kobayashi, C., Muramatsu, I., Iwasaki, H., Nakamura, K., Sasaki, Y., Nakao, K. & Takahashi, T. (2003) A nicotina induz os neutrófilos humanos a produzir IL-8 através da geração de peroxinitrito e subsequente ativação de NFkappaB. Journal of Leukocyte Biology 74, 942-951

67. Gillespie, M. N., Owasoyo, J. O., Kojima, S. & Jay, M. (1987) Enhanced chemotaxis and superoxide anion production by polymorphonuclear leukocytes from nicotine-treated and smoke-exposed rats. Toxicologia 45, 45-52.

68. Grover Harpreet Singh, Bhardwaj Amit, Singh Yaswin. Tabagismo e doença periodontal J Pharm Sci Innov. 2013; 2(2): 7-13.

69. Loos, B. G., Roos, M. T., Schellekens, P. T., van der Velden, U. & Miedema, F. (2004) Lymphocyte numbers and function in relation to periodontitis

and smoking. Journal of Periodontology 75, 557-564.

70. Hoffmann, D. & Wynder, E. L. (1986) Chemical constituents and bioactivity of tobacco smoke. Publicações Científicas do IARC 74,145-165.

71. Sopori, M. L., Cherian, S., Chilukuri, R. & Shopp, G. M. (1989) O fumo do cigarro provoca a inibição da resposta imunitária a antigénios administrados por via intratraqueal. Toxicology and Applied Pharmacology 97, 489-499.

72. Sopori, M. L., Goud, N. & Kaplan, A. M. (1994) Effects of tobacco smoke on the immune system. Em Dean, J. H., Luster, M. I., Munson, A. E. & Kimber, I. (eds). Immunotoxicology and Immunopharmacology, 2ª edição, pp

73. Sopori, M. L. & Kozak, W. (1998) Immunomodulatory effects of cigarette smoke. Journal of Neuroimmunology 83, 148-156.

74. Geng, Y., Savage, S. M., Razani-Boroujerdi, S. & Sopori, M. L. (1996) Effects of nicotine on the immune response. II. O tratamento crónico com nicotina induz anergia das células T. Journal of Immunology 156, 2384-2390.

75. Gulsvik, A. & Fagerhol, K. (1979) Smoking and immunoglobulin levels. [Carta] Lancet 1, 449.

76. Andersen, P., Pedersen, O. F., Bach, B. & Bonde, G. J. (1982) Serum antibodies and immunoglobulins in smokers and nonsmokers. Clinical & Experimental Immunology 47, 467-473.

77. McSharry, C., Banham, S. W. & Boyd, G. (1985) Effect of cigarette smoking on the antibody response to inhaled antigens and the prevalence of extrinsic allergic alveolitis among pigeon breakers. Clinical Allergy 15, 487-494.

78. Ferson, M., Edwards, A., Lind, A., Milton, G. W. & Hersey, P. (1979) Low natural killercell activity and immunoglobulin levels associated with smoking in human subjects. International Journal of Cancer 23, 603-609.

79. Tollerud, D. J., Clark, J. W., Brown, L. M., Neuland, C. Y., Pankiw-Trost, L. K., Blattner, W. A. & Hoover, R. N. (1989) The influence of age, race, and gender on peripheral blood mononuclear-cell subsets in healthy nonsmokers. Journal of Clinical Immunology 9, 214-222.

80. Takeuchi, M., Nagai, S. & Izumi, T. (1988) Effect of smoking on natural killer cell activity in the lung. Chest 94, 688-693.

81. Meliska, C. J., Stunkard, M. E., Gilbert, D. G., Jensen, R. A. & Martinko, J. M. (1995) Immune function in cigarette smokers who quit smoking for 31 days. Journal of Allergy and Clinical Immunology 95, 901-910.

82. Bostrom, L., Linder, L. E. & Bergstrom, J. (1999) Tabagismo e níveis de IL-6 e TNF-alfa no fluido crevicular na doença periodontal. Journal of Clinical Periodontology 26, 352-357.

83. Rawlinson, A., Grummit, J., Walsh, T. & Douglas, I. (2003) Níveis de interleucina-1 e de antagonistas dos receptores no fluido crevicular gengival em fumadores pesados versus não fumadores. Journal of Clinical Periodontology 30, 42-48.

84. Petropoulos, G., McKay, I. & Hughes, F. (2004) A associação entre o número de neutrófilos e as concentrações de interleucina-1 a no fluido crevicular gengival de fumadores e não fumadores com doença periodontal. Journal of Clinical Periodontology 31, 390-395.

85. Giannopoulou, C., Cappuyns, I. & Mombelli, A. (2003) Effect of smoking on gingival crevicular fluid cytokine profile during experimental gingivitis. Journal of Clinical Periodontology 30, 996-1002.

86. Lindhe J. Periodontologia Clínica e Dentisteria de Implantes. Quarta edição. Blackwell Munksgaard 2003. 316-21.

87. James, J., Sayers, N., Drucker, D. & Hull, P. (1999) Effects of tobacco

products on the attachment and growth of periodontal ligament fibroblasts. Journal of Periodontology 70, 518-525.

88. Giannopoulou, C., Geinoz, A. & Cimasoni, G. (1999) Efeitos da nicotina nos fibroblastos do ligamento periodontal in vitro. Journal of Clinical Periodontology 26, 49-55.

89. Gamal, A. Y. & Bayomy, M. M. (2002) Efeito do consumo de cigarros na fixação de fibroblastos PDL humanos em superfícies radiculares periodontalmente afectadas in vitro. Journal of Clinical Periodontology 29, 763-770.

90. Johnson GK, Hill M. O consumo de cigarros e o paciente periodontal. J Periodontol 2004; 75: 196- 209.

91. Sham ASK, Cheung LK, Jin LJ, Corbet EF. Os efeitos do consumo de tabaco na saúde oral. Hong Kong Med J; Vol 9: No 4.

92. Binne VI. Abordar o tema da cessação tabágica num contexto dentário. Perio2000;48:170-78

93. Bergstrom J. Cigarette smoking as risk fator in chronic periodontal disease. Community Dent Oral Epidemiol 1989; 17: 245-7,

94. Albandar J, Streckfus C, Adesanya M and Winn D. Cigar, pipe and cigarettes moking as risk factors for periodontal disease and tooth loss J Periodonyol 2000; 71: 1874-1881.

95. Bergstro'm J, Keilani H, Lundholm C, Ra°destad U. Smokeless tobacco (snuff) use and periodontal bone loss . J Clin Periodontol 2006; 33: 549-554.

96. Guyton AC, Hall JE. Textbook of medical physiology. 12th ed. Philadelphia: Elsevier Saunders; 2010.

97. Genco DDS, PhD, Robert J., Walter Cohen DDS, e Brian Mealey

DDS, MS.Periodontal Medicine. Por Louis F. Rose DDS, MD. Saint Louis: B.C. Decker, 2000

98. Grossi SG. Tratamento da doença periodontal e controlo da diabetes: Uma avaliação da evidência e necessidade de investigação futura. Ann Periodontol 2001; 6:138-145.

99. Firatli E. A relação entre o estado clínico periodontal e a diabetes mellitus insulino-dependente. Resultados após 5 anos. J Periodontol 1997; 68(2): 136-40.

100. Bridges RB, Anderson JW, Saxe SR, Gregory K, Bridges SR. Periodontal status of diabetic and non-diabetic men: effects of smoking, glycemic control, and socioeconomic factors. J Periodontol 1996; 67(11): 1185-92.

101. Chen I. The Surgeon General's report on oral health: implications for research and education (O relatório do Cirurgião Geral sobre saúde oral: implicações para a investigação e educação). N Y State Dent J 2000; 66(9):38-42.

102. Skrepcinski FB, Niendorff WJ. Doença periodontal em índios americanos e nativos do Alasca. J Public Health Dent 2000; 60(Suppl 1):261-6.

103. Moore PA, Weyant RJ, Mongelluzzo MB, Myers DE, Rossie K, Guggenheimer J, e outros. Type 1 diabetes mellitus and oral health: assessment of periodontal disease. J Periodontol 1999; 70(4):409-17.

104. Sandberg GE, Sundberg HE, Fjellstrom CA, Wikblad KF. Diabetes tipo 2 e saúde oral. A comparison between diabetic and non-diabetic subjects. Diabetes Res Clin Pract 2000; 50(1):27-34.

105. Papapanou PN. Workshop Mundial de Periodontia Clínica de 1996. Doenças periodontais: epidemiologia. Ann Periodontol 1996: 1: 1-36.

106. Khader YS., Dauod AS., El-Qaderi SS., Akafajei A., Batayha WO., Estado periodontal dos diabéticos em comparação com os não diabéticos: uma meta-análise. J Diabetes Complications 2006; 20:59

107. Tsai C, Hayes C, Taylor GW. Controlo glicémico da diabetes tipo 2 e doença periodontal grave na população adulta dos EUA. Community Dent Oral Epidemiol 2002: 30: 182-192

108. Taylor GW, Burt BA, Becker MP, Genco RJ, Shlossman M. Controlo glicémico e progressão da perda óssea alveolar na diabetes tipo 2. Ann Periodontol 1998; 3(1):30-9.

109. Matthews D. A Relação entre a Diabetes e a Doença Periodontal. J Can Dent Assoc 2002; 68(3):161-4

110. Ciantar M., Gilthorpe MS., Hurele SJ., Newman HN., Wilson M., Spratt DA., Capnocytophaga spp. em pacientes com periodontite que manifestam diabetes mellitus. J Periodontol 2005; 76:194-203.

111. Thorstenson H, Kuylenstierna J, Hugosson A, Estado médico e complicações em relação à experiência de doença periodontal em diabéticos insulino-dependentes. J Clin Periodontol 1996; 123:194-202

112. Laila E, Lamster IB, Stern DM, Schmidt AM. Recetor para produtos finais de glicação avançada, inflamação e doença periodontal acelerada na diabetes: Mecanismos e perspectivas de modalidades terapêuticas. Ann Periodontol 2001; 6:113-118.

113. Schmidt A, Weidman E, Lail E et al. Os produtos finais de glicação

avançada (AGEs) induzem stress oxidante na gengiva: um potencial mecanismo subjacente à doença periodontal acelerada associada à diabetes. J Periodontal Res 1996;31:508-515

114. Gul N, Ozsoy N. A ultra-estrutura dos capilares na gengiva de ratos diabéticos induzidos por aloxana. Cell Biochem Funct 2003; 21:311-315.

115. Seppala B, Sorsa T, Ainamo J. Análise morfométrica das alterações celulares e vasculares do tecido conjuntivo gengival na diabetes insulino-dependente de longa duração. J Periodontol 1997; 68:1237-1245

116. Alba-Loureiro T.C., Munhoz C.D., Martins J.O., Cerchiaro G.A., Scavone C., Curi R. Sannomiya P. , Neutrophil function and metabolism in individuals with diabetes mellitus. Braz J Med Biol Res 2007; 40:1037-1044

117. Sorsa T, Ingman T, Suomalainen K et al. Fonte celular e inibição por tetraciclina da colagenase do fluido crevicular gengival de pacientes com diabetes mellitus lábil. J Clin Periodontol 1992; 19(2): 146-149.

118. Salvi GE, Beck JD, Offenbacher S. Respostas de PGE_2 , IL-1 beta e TNF-alfa em diabéticos como modificadores da expressão da doença periodontal. Ann Periodontol 1998; 3:40-50.

119. Iacopino AM...Diabetic periodontitis: possible lipid-induced defect in tissue repair through alteration of macrophage phenotype and function. Oral Dis 1995; 1:214-229.

120. Mealey BL., Oates TW. Diabetes mellitus e doenças periodontais. J Periodontol. 2006 Ago; 77:1289-1303.

121. Palmer R., Soory M.. Factores de modificação: Diabetes, puberdade, gravidez e menapose e tabagismo, p:178-183.In: Periodontologia clínica e implantologia. Eds: Lindhe J., Karring T., Lang NP., 2003, 4ª ed., Blackwell Munksgaard.

122. Caenazzo A., Peitrogrande F., Polato G., Sartori D., Girolami A., Decreased platelet mitogenic activity in patients with diabetes mellitus, Haematologia (Budap). 1991; 24(4):241-247.

123. Andersen Pontes, Flyvbjerg Allan, Buschard, Karsten , Holmstrup Palle. Relação entre periodontite e diabetes: Lições de estudos com roedores. J Periodontol 2007; 78:1264-1273.

124. Li X, Kolltveit KM, Tronstad L, Olsen I. Doenças sistémicas causadas por infecções orais. Clin Microbiol Rev 2000; 13:547-558.

125. Grimble RF. Estado inflamatório e resistência à insulina. Curr Opin

Clin Nutr Metab Care 2002; 5: 551-559.

126. Fernandez-Real JM, Ricart W. Insulin resistance and chronic cardiovascular inflammatory syndrome. Endocr Rev 2003; 24:278-301.

127. Saremi A, Nelson RG, Tulloch-Reid M, Hanson RL, Sievers ML, Taylor GW, Shlossman M, Bennett PH, Genco R, Knowler WC. Doença periodontal e mortalidade na diabetes tipo 2. Diabetes Care 2005: 28: 27-32.

128. Salvi G, Behnaz Yaida, Collins J, Jones B, Smith F,Arnold R et al. Inflammatory Mediator Response as a Potential Risk Marker for Periodontal Diseases in Insulin-Dependent Diabetes Mellitus Patients J Periodontol 1997;68:127-135.

129. Vijayalakshmi R, Geetha A, Ramakrishnan T, Emmadi P. Genetic polymorphisms in periodontal diseases: An overview. Indian J Dent Res 2010; 21:568-74.

130. Lindhe, Karring, Lang. A genética em relação à periodontite. Clin Periodontol Implant Dent 2003; 4:387-97.

131. Schork NJ, Fallin D, Lanchbury JS. Single nucleotide polymorphisms

and the future of genetic epidemiology (Polimorfismos de nucleótido único e o futuro da epidemiologia genética). Clin Genet 2000;58:250-64.

132. Reichert S, Machulla HK, Klapproth J, Zimmermann U, Reichert Y, Glaser C, et al. Polimorfismos dos genes do interferão gama e da interleucina 12 e a sua relação com a periodontite agressiva e crónica e com os principais agentes patogénicos periodontais. J Periodontol 2008; 79:1434-43.

133. Nibali L, Tonetti MS, Ready D, Parkar M, Brett PM, Donos N, et al. Os polimorfismos da interleucina -6 estão associados a bactérias patogénicas em indivíduos com periodontite. J Periodontol 2008; 679:677-83.

134. Kornman KS, Crane A, Wang HY, di Giovine FS, Newman MG, Pirk FW, et al. O genótipo da interleucina-1 como fator de gravidade na doença periodontal do adulto. J Clin Periodontol 1997; 24:72-7.

135. Diehl SR, Wang Y, Brooks CN, Burmeister JA, Califano JV, Wang S, et al. Desequilíbrio de ligação dos polimorfismos genéticos da interleucina-1 com a peridontite de início precoce. J Periodontol 1999;70:418-30.

136. Havemose-Poulsen A, Sorensen LK, Bendtzen K, Holmstrup P. Polimorfismos no grupo de genes IL - 1: Efeitos nos perfis de citocinas no sangue periférico e em culturas de células de sangue total de pacientes com periodontite agressiva, artrite idiopática juvenil e artrite reumatoide. J Periodontol 2007;78:475-92.

137. Moreira PR, Costa JE, Gomez RS, Gollob KJ, Dutra WO. O polimorfismo do gene IL 1A [- 889] está associado à doença periodontal crônica em uma amostra de indivíduos brasileiros. J Periodontal Res 2007;42:23-30.

138. Loos BG, Leppers-van de Straat, vander Veldon U. Polimorfismos do gene do recetor Fey em relação à periodontite. J Clin Periodontol 2003; 31:345-50.

139. Selvaraj P, Chandra G, Jawahar MS, Rani MV, Rajeshwari DN, Narayanan PR. Regulatory role of vitamin D recetor gene variants of Bsml, Apal, Taql, and Fokl polymorphisms on macrophage phagocytosis and lymphoproliferative response to Mycobacterium tuberculosis antigen in pulmonary tuberculosis. J Clin Immunol 2004;24:523-32.

140. Li S, Yang MH, Zeng CA, Wu WL, Huang XF, Ji Y, et al. Associação dos polimorfismos do gene do recetor da vitamina D em pacientes chineses com periodontite agressiva generalizada. J Periodontal Res 2008;43:360-3.

141. Nibali L, Parkar M, D'Aiuto F, Suvan JE, Brett PM, Griffiths GS, et al. O polimorfismo do recetor da vitamina D interage com o tabagismo na presença e progressão da periodontite. J Clin Periodontol 2008;35:561-7.

142. Shapira L, Wilensky A, Kinane DF. Effect of genetic variability on the inflammatory response to periodontal infection (Efeito da variabilidade genética na resposta inflamatória à infeção periodontal). J Clin Periodontol 2005;32:72-86.

143. Takashiba S, Ohyama H, Oyaizu K, Kogoe-Kato N, Murayama Y. Genetics for susceptibility to early onset periodontitis. J Periodontal Res 1999;34:374-8.

144. Bonfil J J, Dillier FL, Mercier P, Reviron D, Foti B, Sambuc R, et al. Um estudo de caso-controlo sobre o papel do HLA DR4 na peridontite grave rapidamente progressiva. J Clin Periodontol 1999;26:77-84.

145. Van Dyke TE, Serhan CN. Resolução da inflamação: um novo paradigma para a patogénese da doença periodontal. J Dent Res 2003;31:82:2.

146. Rose LF, Genco J, Mealy. O papel da genética na avaliação, risco e gestão da periodontite. Periodontal Med 2000;1:45-62.

147. Michalowicz B.S., Diehl SR., Gunsolley J.C., Sparks B.S., Brooks C.N., Koertge T.E., Califano J.V., Burmeister J.A. e Schenkein H.A. Evidence of a substantial genetic basis for risk of adult periodontitis. J Periodontol 2000: 71: 1699-1707.

148. Sadock BJ, Sadock VJ. Comprehensive Texbtook of Psychiatry. Lippincott Williams & Wilkins. 8ª ed., 2180-2183.

149. Morgan C, King R, Weiss J, Schloper J. Introduction to Psychology. Edição Tata McGraw Hill. 7ª Ed., 307-338.

150. Cooper CL, Cooper EB, Eaker LH. Living with stress, First Edition, PP 11-12: Middlesex: Penguin 1998.

151. Yang EV, Glaser R. Stress-induced immunomodulation and the implications for health Int Immuno pharmacol 2002: 2: 315-324.

152. Seyle H. O que é o stress? Metabolismo 1956: 5: 525-530.

153. LeResche L, Dworkin SF. O papel do stress na doença inflamatória, incluindo a doença periodontal: Revisão de conceitos e descobertas actuais. Periodontol 2000 2002;30:91-103.

154. Ader RF, Cohen DLN. Psychoneuroimmunology. San Diego, CA: Academic Press, 2001.

155. Chandna S, Bathla M. Stress e periodonto: Uma revisão de conceitos. J Oral Health Comm Dent 2010;(Suppl 4): 1-17-22.

156. Genco RJ, Ho AW, Kopman J, Grossi SG, Dunford RG, Tedesco LA. Modelos para avaliar o papel do stress na doença periodontal. Ann Periodontol 1998;3:288-302.

157. Monteiro da Silva AM, Newman HN, Oakley DA. Factores

psicossociais nas doenças periodontais inflamatórias. Uma revisão. J Clin Periodontol 1995;22:516- 526.

158. Davis CH, Jenkins CD. Mental stress and oral disease. J Dent Res 1962;41:1045-9.

159. Axtelius B, Sdderfeldt B, Nilsson A, Edwardsson S, Attstrdm R. Periodontite resistente à terapia. Caraterísticas psicossociais. J Clin Periodontol 1998;25:482-91.

160. Mengel R, Bacher M, FloresDeJacoby L. Interações entre stress, interleucina-1 beta, interleucina-6 e cortisol em pacientes com doença periodontal. J Clin Periodontol 2002;29:1012-22.

161. Johannsen A, Rylander G, Sbder B, Asberg M. Placa dentária, inflamação gengival e níveis elevados de interleucina-6 e cortisol no fluido crevicular gengival de mulheres com depressão e exaustão relacionadas com o stress. J Periodontol 2006;77:1403-9.

162. Deinzer R, Forster P, Fuck L, Herforth A, Stiller-Winkler R, Idel H. Aumento da interleucina 1beta crevicular sob stress académico em locais com gengivite experimental e em locais com higiene oral perfeita. J Clin Periodontol 1999;26:1-8.

163. Deinzer R, Kottmann W, Forster P, Herforth A, Stiller-Winkler R, Idel H. After-effects of stress on crevicular interleukin-1 beta. J Clin Periodontol 2000;27:74-7.

164. WM Jr, Cheraskin E. Estado emocional e o periodonto. J Tenn State Dent Assoc 1969;49:5-18.

165. Meyer MJ. Stress e doença periodontal: Uma revisão da literatura. J N Z Soc Periodontol 1989;68:23-6.

166. Deinzer R, Ruttermann S, Mbbes O, Herforth A. Aumento da

inflamação gengival sob stress académico. J Clin Periodontol 1998;25:431-3.

167. Deinzer R, Hilpert D, Bach K, Schawacht M, Herforth A. Effects of academic stress on oral hygiene - A potential link between stress and plaque-associated disease? J Clin Periodontol 2001;28:459-64.

168. Deinzer R, Granrath N, Spahl M, Linz S, Waschul B, Herforth A. Stress, comportamento em matéria de saúde oral e resultados clínicos. Br J Health Psychol 2005;10:269-83.

169. Hildebrand HC, Epstein J, Larjava H. A influência do stress psicológico na doença periodontal. J West Soc Periodontol Periodontal Abstr 2000;48:69-77.

170. Haber J. O tabagismo é um fator de risco importante para a periodontite: opinião atual em periodontologia. In: Williams RC, Yukna RA, Newman MG, editores. Philadelphia: Current Science; 1994. p. 12-8.

171. Manhold JH, Doyle JL, Weisinger EH. Efeitos do stress social nos tecidos orais e outros tecidos corporais. II. Resultados que oferecem substância a uma hipótese para o mecanismo de formação de patologia periodontal. J Periodontol 1971;42:109-11.

172. Gupta OP. Factores psicossomáticos na doença periodontal. Dent Clin North Am 1966;March: 11-9.

173. Arnold M. Bruxismo e a oclusão. Dent Clin North Am 1981;25:395-407.

174. Olkinuora M. A psychosomatic study of bruxism with emphasis on mental strain and familiar predisposition factors. Proc Finn Dent Soc 1972;68:110-23.

175. Reners M, Brecx M. Stress e doença periodontal. Int J Dent Hyg 2007;5:199-204.

176. Cogen RB, Stevens AW Jr, Cohen-Cole S, Kirk K, Freeman A. Leukocyte function in the etiology of acute necrotizing ulcerative gingivitis. J Periodontol 1983;54:402-7.

177. Page RC, Altman LC, Ebersole JL, Vandesteen GE, Dahlberg WH, Williams BL, et al. Periodontite rapidamente progressiva. Uma condição clínica distinta. J Periodontol 1983;54:197-209.

178. Página RC. A patobiologia das doenças periodontais pode afetar as doenças sistémicas: Inversão de um paradigma. Ann Periodontol 1998;3:108-20.

179. Boyapati L e Wang HL. O papel do stress na doença periodontal e na cicatrização de feridas Periodontol 2000, Vol. 44, 2007, 195-210.

180. Wimmer G, Kohldorfer G, Mischak I, Lorenzoni M, Kallus KW. Lidar com o stress: A sua influência na terapia periodontal. J Periodontol 2005;76:90-8.

181. Axtelius B, Soderfeldt B, Nilsson A, Edwardsson S, Attstrom R. Periodontite resistente à terapia. Caraterísticas psicossociais. J Clin Periodontol 1998;25:482-491.

182. Nina von Wowern, Bjarne Klausen e Gina Kollerup. Osteoporose; um fator de risco na doença periodontal; J. Periodontol 1994; 65; 1134-1138.

183. Kanis, J.A. e Melton, L.J. 1994. 3rd, Christiansen C, Johnston CC, Khaltaev N. The diagnosis of osteoporosis. J Bone Miner Res., 9(8):1137-41.

184. Marcelo R. Marques, Marco A.D. da Silva, Silvana P.Barros. Doença periodontal e osteoporose: associação e mecanismo; revisão da literatura; Braz J. Oral Science, janeiro/março 2003, vol-2, number-4.

185. Michael S Reddy, Osteoporose e periodontite: Discussão, conclusões e recomendações. Ann Periodontol, 2001; 6; 1; 214-217.

186. Wende JW. Doenças periodontais e osteoporose: Associações e mecanismos. Ann Periodontol 2001; 6; 197-208.

187. Groen JJ, Menczel J, Shapiro S; Doença periodontal destrutiva crónica em pacientes com osteoporose pré-senil. J periodontal 1968;39; 19-23.

188. Phillips e Ashley FP. Arelação entre a doença periodontal e o índice ósseo do metacarpo. Br Dent J 1973; 134; 237-239.

189. Ward VJ e Manson JD. Perda óssea alveolar na doença periodontal e índice metacarpiano. J Periodontol 1973; 134: 237-239.

190. Elders PJM, Habets LLMH, Netelenbos JC, van der Lindhe LWJ. Uma relação entre a periodontite e a massa óssea sistémica em mulheres entre os 46 e os 55 anos de idade. J. Clin Periodontol 1992; 19; 492- 496.

191. Kribbs PJ. Comparação do osso mandibular em mulheres normais e osteoporóticas. J Prosthet Dent 1990; 63: 218-222.

192. Taguchi A, Tanimoto K, Suie, Wada T; Perda dentária mandibular e osteopenia. Oral Surg, Oral Med Oral Pathol Oral Radiol Endod 1995;79;127-132.

193. Pagahill -Hill A. Os benefícios da terapia de substituição de estrogénios na saúde oral. Arch Intern Med 1995; 155: 2325- 2329.

194. Atundal H e Guvener O. The effect of alendronate on resorption of the alveolar bone following tooth extraction (O efeito do alendronato na reabsorção do osso alveolar após extração dentária). Int J Oral Maxillo Surg 2004; 33:3: 286-293.

195. Weinreb M, Quartuccio H, Seedor JG, Brunsvold M, Chaves E; Análise histomorfométrica dos efeitos do bifosfonato alendronato na perda óssea causada pela periodontite experimental em macacos. J. Periodontol Research 1994; 29; 35-40

196. Reddy MS, Weatherford TW, Smith CA; Tratamento com alendronato da periodontite de ocorrência natural em cães beagle. J. Periodontol

1995; 66; 211-217.

197. A

198. Pischon N, Heng N, Bernimoulin JP, Kleber BM, Willich SN, Pischon T. Obesidade, inflamação e doença periodontal. J Dent Res 2007; 86:400-9

199. Kopelman PG. Obesidade como um problema médico. Nature 2000; 404: 635- 43.

200. Perlstein MI, Bissada NF. Influência da hipertensão e obesidade na severidade da periodontite em ratos. Oral Surg Oral Med Oral Pathol 1977; 43:707-19.

201. Saito, T., Shimazaki, Y. & Sakamoto, M. Obesidade e periodontite. New England Journal of Medicine (1998) 339, 482-483.

202. Buhlin K, Gustaffson A, Pockley AG, Frostegard J, Klinge B. Fator de risco de doença cardiovascular em pacientes com periodontite. Eur Heart J 2003; 24: 2099-2107.

203. Kershaw EE, Flier JS. O tecido adiposo como órgão endócrino. J Clin Endocrinol Metab 2004; 89:2548-2556.

204. Berg AH, Combs TP, Scherer PE. ACRP30/adiponectina: uma adipocina que regula o metabolismo da glicose e dos lípidos. Trends Endocrinol Metab 2002; 13:84- 89.

205. Correia ML, Haynes WG. Hipertensão relacionada com a obesidade: existe um papel para a resistência selectiva à leptina? Curr Hypertens Rep 2004: 6: 230-235

206. Diez JJ, Iglesias P. "The role of the novel adipocyte derived hormone adiponectin in human disease". Eur. J. Endocrinol 2003. 148 (3): 293-300.

207. Kern PA, Ranganathan S, Li C, Wood L, Ranganathan G. Adipose tissue tumor necrosis fator and interleukin-6 expression in human obesity and

insulin resistance. Am J Physiol Endocrinol Metab 2001;280:E745-E751.

208. Pradhan AD, Manson JE, Rifai N, Buring JE, Ridker PM. Creactive protein, interleukin 6, and risk of developing type 2 diabetes mellitus. JAMA2001: 286: 327-334.

209. Al-Zahrani MS, Bissada NF, Borawskit EA. Obesidade e doença periodontal em adultos jovens, de meia-idade e idosos. J Periodontol 2003;74:610-615

210. Reeves AF, Rees JM, Schiff M, Hujoel P. Peso corporal total e perímetro da cintura associados à periodontite crónica entre adolescentes nos Estados Unidos. Arch Pediatr Adolesc Med 2006;160:894- 899

211. Joshipura K, Ritchie C, Douglass C Strength of evidence linking oral conditions and systemic disease Compend Contin Educ Dent Suppl. 2000;(30): 12-23.

212. Haffajee AD, Socransky SS. Relação entre o índice de massa corporal, periodontite e Tannerella forsythia. J Clin Periodontol 2009 .

213. Kongstad J, Hvidtfeldt UA, Gronbaek M, Stoltze K, Holmstrup P: a relação entre o índice de massa corporal e a periodontite no estudo do coração da cidade de Copenhaga. J Periodontol. 2009 Aug;80(8):1246- 53

214. Lundin M, Yucel-Lindberg T, Dahllof G, Marcus C, Modeer T. Correlação entre o TNF-a no fluido gengival e o índice de massa corporal em indivíduos obesos. Ata Odontol Scand 2004: 62: 273-277.

215. Mohammad Taghi Chitsazi , Reza Pourabbas , Adileh Shirmohammadi , Gazaleh Ahmadi Zenouz , Amir Hossein Vatankhah. Associação das doenças periodontais com a elevação da PCR sérica e do índice de massa corporal. Jornal de investigação periodontal Vol 2, No 1 (2008).

216. Wood N, Johnson RB, Streckfus CF: Comparação da composição

corporal e da doença periodontal utilizando técnicas de avaliação nutricional: Terceiro Inquérito Nacional de Exame de Saúde e Nutrição (NHANES III). J Clin Periodontol 2003; 30: 321-327

217. Nisoli E, Carruba MO. Aspectos emergentes da farmacoterapia da obesidade e da síndrome metabólica. Pharmacol Res 2004: 50: 453-469.

218. P. N. Papapanou e J. L. Wennstrom, "Radiographic and clinical assessments of destructive periodontal disease," Journal of Clinical Periodontology, vol. 16, no. 9, pp. 609-612, 1989.

219. H. Loe, A. Anerud, H. Boysen, e E. Morrison, "História natural da doença periodontal no homem. Rapid, moderate and no loss of attachment in Sri Lankan laborers 14 to 46 years of age," Journal of Clinical Periodontology, vol. 13, no. 5, pp. 431-445, 1986.

220. A. Hugoson, L. Laurell, e D. Lundgren, "Frequency distribution of individuals aged 20-70 years according to severity of periodontal disease experience in 1973 and 1983," Journal of Clinical Periodontology, vol. 19, no. 4, pp. 227-232, 1992.

221. S. G. Grossi, R. J. Genco, E. E. Machtei et aL, "Assessment of risk for periodontal disease. II. Indicadores de risco para perda óssea alveolar," Journal of Periodontology, vol. 66, no. 1, pp. 23-29, 1995.

222. P. Meisel, J. Reifenberger, R. Haase, M. Nauck, C. Bandt, e T. Kocher, "As mulheres são periodontalmente mais saudáveis do que os homens, mas porque é que não têm mais dentes do que os homens?" Menopause, vol. 15, no. 2, pp. 270-275, 2008.

223. T. Mundt, C. Schwahn, F. Mack et aL, "Risk indicators for missing teeth in working-age pomeranians-an evaluation of high-risk populations,"

Journal of Public Health Dentistry, vol. 67, no. 4, pp. 243-249, 2007.

224. G. D. Slade e A. J. Spencer, "Periodontal attachment loss among adults aged 60+ in South Australia," Community Dentistry and Oral Epidemiology, vol. 23, no. 4, pp. 237-242, 1995

225. E. L. Erde, "Irrational and pregnant", TheHastings Center report, vol. 22, no. 3, p. 45, 1992.

226. G. H. Gilbert, "Racial and socioeconomic disparities in health from population-based research to practice-based research: the example of oral health," Journal of Dental Education, vol. 69, no. 9, pp. 1003-1014, 2005.

227. C. Susin, R. V. Oppermann, O. Haugejorden, and J. M. Albandar, "Tooth loss and associated risk indicators in an adult urban population from south Brazil," Ata Odontologica Scandinavica, vol. 63, no. 2, pp. 85-93, 2005.

228. J. D. Beck, G. G. Koch, R. G. Rozier, and G. E. Tudor, "Prevalence and risk indicators for periodontal attachment loss in a population of older community-dwelling blacks and whites," Journal of Periodontology, vol. 61, no. 8, pp. 521-528, 1990.

229. F. A. Scannapieco, "Position paper of The American Academy of Periodontology: periodontal disease as a potential risk fator for systemic diseases," Journal of Periodontology, vol. 69, no. 7, pp. 841-850, 1998.

230. M. I. Fredriksson, C. M. S. Figueredo, A. Gustafsson, K. G. Bergstom, e B. E. °Asman, "Effect of periodontitis and smoking on blood leukocytes and acute-phase proteins," Journal of Periodontology, vol. 70, no. 11, pp. 1355-1360, 1999.

231. B. Noack, R. J. Genco, M. Trevisan, S. Grossi, J. J. Zambon, e E.

deNardin, "Periodontal infections contribute to elevated systemic C-reactive protien level," Journal of Periodontology, vol. 72, no. 9, pp. 1221-1227, 2001.

232. W. Pitiphat, W. Savetsilp, e N. Wara-Aswapati, "C-reactive protein associated with periodontitis in a Thai population," Journal of Clinical Periodontology, vol. 35, no. 2, pp. 120-125, 2008.

233. G. Tuter, B. Kurtis, e M. Serdar, "Evaluation of gingival crevicular fluid and serum levels of high-sensitivity C-reactive protein in chronic periodontitis patients with or without coronary artery disease," Journal of Periodontology, vol. 78, no. 12, pp. 2319-2324, 2007.

234. J. L. Ebersole, R. L. Machen, M. J. Steffen, and D. E. Willmann, Systemic acute-phase reactants, C-reactive protein and haptoglobin, in adult periodontitis," Clinical and Experimental Immunology, vol. 107, no. 2, pp. 347-352, 1997.

235. T. Nakajima, T. Honda, H. Domon et aL, "Periodontitis associated upregulation of systemic inflammatory mediator level may increase the risk of coronary heart disease," Journal of Periodontal Research, vol. 45, no. 1, pp. 116-122, 2010.

236. T.Wu, M. Trevisan, R. J. Genco, J. P. Dorn, K. L. Falkner, e C. T. Sempos, "Periodontal disease and risk of cerebrovascular disease: the First National Health and Nutrition Examination Survey and its follow-up study," Archives of Internal Medicine, vol. 160, no. 18, pp. 2749-2755, 2000

237. Forss H, Markkanen H.Klemetti E, Collin HL, Lassila V. Estado

mineral do esqueleto e doença periodontal avançada. J Clin Periodontol 1994

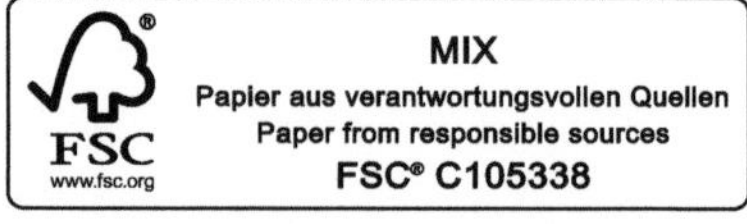

Printed by Books on Demand GmbH, Norderstedt / Germany